TEXTOS SENTIDOS

INSTITUTO DOM MIGUEL (ORG.)

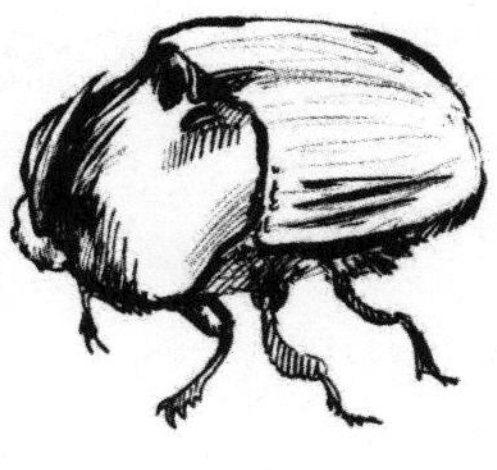

Editora Verso

Editora InVerso

® 2018. Editora Inverso

R. Clóvis Bevilaqua, 352 Cabral
CEP 80035-080 Curitiba-PR
(41) 3254-1616 e (41) 3538-8001
editorainverso@editorainverso.com.br
www.editorainverso.com.br
Facebook.com/editorainverso
Instagram @editorainverso

COORDENAÇÃO EDITORIAL
Cristina Jones
Editora InVerso

REVISÃO
Letéia Silva

ILUSTRAÇÕES
Rosângela Graffeti

CAPA, PROJETO GRÁFICO e ARTE-FINAL
Adriane Baldini

DADOS INTERNACIONAIS DE CATALOGAÇÃO NA PUBLICAÇÃO (CIP)
Mona Youssef Hammoud – CRB/ 9ª – 1393

I59t

INSTITUTO DOM MIGUEL (org.). Textos Sentidos
Rosângela Grafetti [il.] - Curitiba: Ed. InVerso, 2018
134p. 15 x 21 cm - português.

ISBN: 978-85-5540-156-5

1. Literatura brasileira 2. Crônicas
I. Título

CDD. B869.34

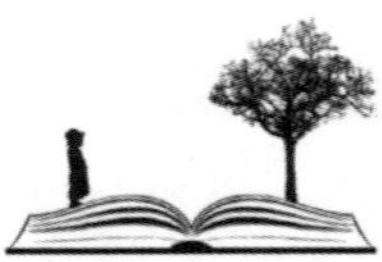

Há tanto o que agradecer...
Começo à Gloria Kirinus, que aceitou o desafio de incentivar a escrita, mesmo diante de tantas adversidades.
À Rosângela Grafetti, por ter sido maravilhosa com a difícil tarefa de fazer os alunos se apaixonarem pela complexa e ao mesmo tempo simples tarefa de compreender a importância das ilustrações nos textos.
À Cristina Jones e a toda a equipe da InVerso, que possibilitaram esta produção virar realidade.
A toda a equipe do Instituto Dom Miguel, que acolheu o projeto de forma assertiva e com extrema sensibilidade.
À Elaine Biss, da Secretaria de Cultura de Pinhais-PR.
E, não menos importante, parabenizo os alunos participantes deste projeto por terem aceitado os desafios com comprometimento, trazendo leveza aos textos tão sentidos.

Grimalda Amorim
Diretora do Instituto Dom Miguel

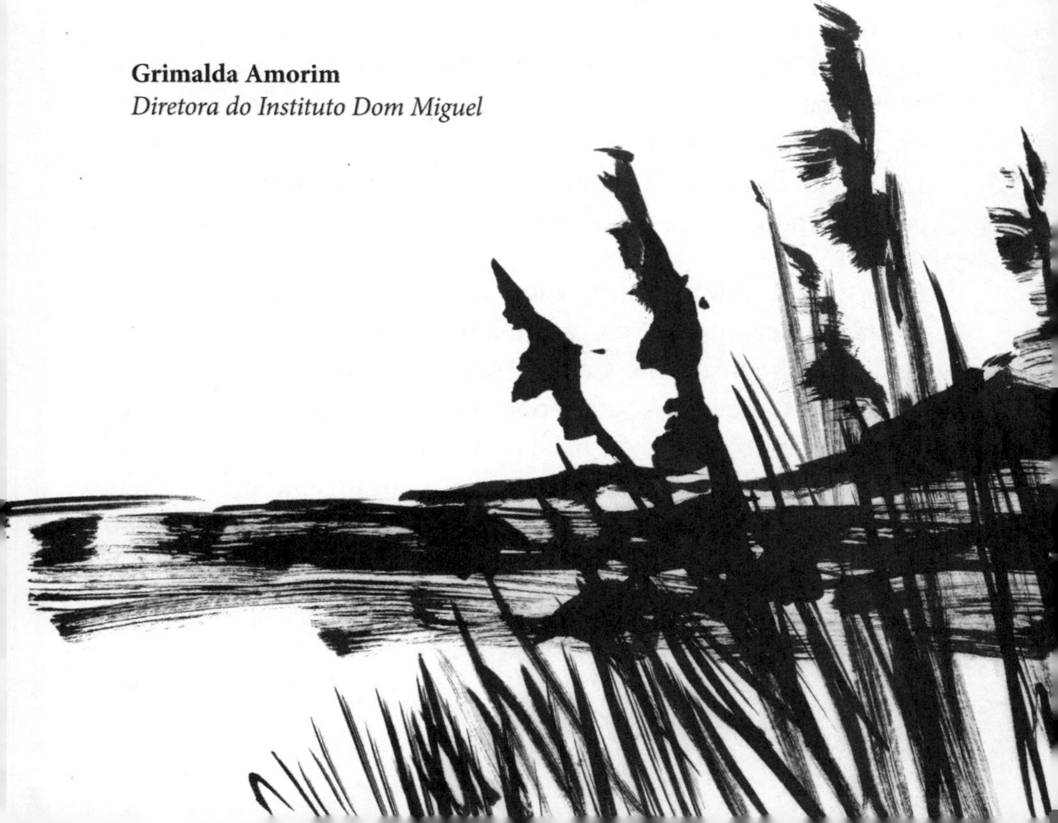

PREFÁCIO: PERCURSO DE UMA CRÔNICA ANUNCIADA

— Não sei escrever crônica!
— Bom título para uma crônica.
— Não sei escrever títulos
— Bom título para uma crônica

Basta estar vivo para ganhar um banho de mundo e colocar-se em risco, pranto e riso de cronista. Não, eu não pensei escrever a palavra "riso", ali acima, pelo menos esta palavra que mostra os dentes, não fazia parte intencional deste primeiro parágrafo. Mas, eis, repito, mas eis que a palavra risco, distraída como ela só, perde a letra s no caminho. E quem sou eu para mandar mudar rumos às palavras inquietas de destinos?

A destinação de cronista cabe em todos, assim como cabe numa crônica, o preço da gasolina ou os bons e maus ventos em qualquer circunstância. Cabem, sim, os sabores culinários e os dissabores também. A batata-doce saindo do fogão a lenha ou um estranhamento diante da palavra armarinho desfilam diante de nossos olhos, nas páginas deste livro. Ah, me digam, meus amados cronistas recém-inaugurados: as vísceras da palavra armarinho, com todas as suas minigavetas, cabem também?

Numa crônica, meus senhores, cabe tudo. Entra a notícia e também a desnotícia. Entram as vozes da rua, nas entranhas dos ninhos e das casas ricas ou humildes, entra até a milenar caverna com toda a sua concretude. Mas cabem o alento de feras e a leveza dos pássaros também. E cabem, claro, a rosa e o chinelo, a neve e o vermelho.

Turma diurna e turma noturna, no curso Ler, Escrever, Editar, deixem-me contar, senti o nascer do sol e senti também o doce cochilo do mesmo, com vocês. Tive momentos em que reclamei para a natureza: o ser humano deveria ter quatro ouvidos para ampliar a escuta, tanta era a graça e o inusitado das leituras dos textos criados. Desata uma cascata de sentimentos depois de abrir a escuta do olhar e depois de abrir o olhar do ouvido.

Nossos sentidos, atentos ou distraídos, sempre tão incompletos, para o momento atento da criação literária dos novos cronistas. Recupero imagens deles, neste momento, como se fosse ontem. Ali estão eles, cheios de dedos, cheios de dados, de dardos certeiros na palavra atingida de prosa e poesia. Ali estão eles, um palpitando sobe a crônica do colega. E o colega repalpitando sobre a crônica do outro. Ali estão eles, meus novos cronistas, neste livro, reunidos como antes, na sala de aula. E a boca fica pequena para falar a palavra "orgulho". Parabéns, parabéns... E que venha nova turma, porque formar cronistas é irremediável prazer e tarefa crônica.

Gloria Kirinus

SUMÁRIO

ADELAIDE STRAPASSON

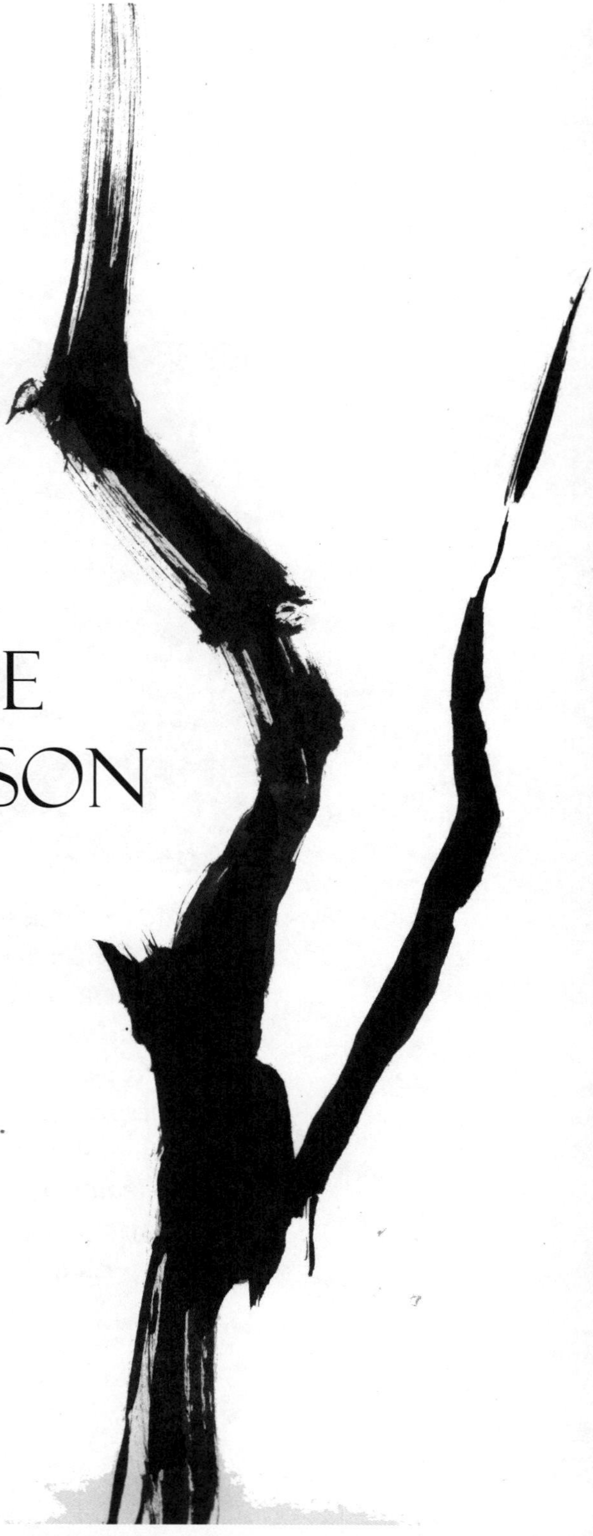

Agradeço à equipe do Instituto de Educação, Arte e Cultura Dom Miguel, responsável pelo acontecimento deste livro. Dedico as crônicas à Ieda de Camargo Coelho: exemplo de pessoa e inspiração a seguir.

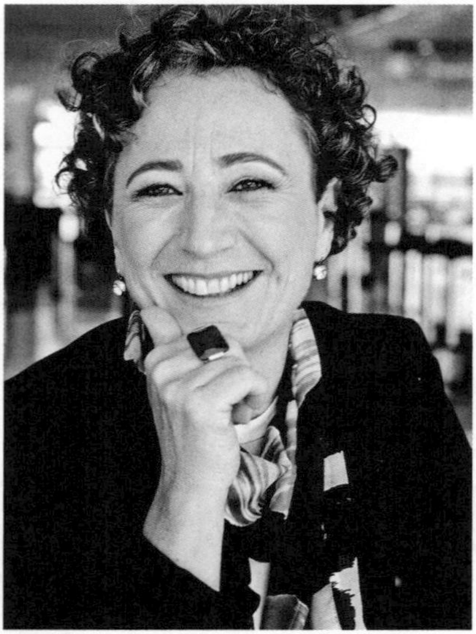

Adelaide Strapasson *nasceu em 1965, em Curitiba. Cresceu em Quatro Barras, em contato com o ambiente rural e a natureza em toda a sua complexidade. É formada em Letras, pela UFPR, e em Direito, pela Faculdade de Direito de Curitiba. Possui mestrado em Linguística, pela UFSC. Após tantos anos de trabalho no ambiente acadêmico, vem enveredando pela escrita do cotidiano. É uma aquariana buscadora e curiosa de si, com amor pelo aprendizado.*

BACALHAU,
ABACAXI E BUZINA

Chacrinha, o apelido artístico de José Abelardo Barbosa de Medeiros, era apresentador de programas de auditório que perdurou por décadas na TV aberta, dos anos 1950 a 1980; também conhecido como "Velho Guerreiro", a partir da canção "Aquele abraço", do Gilberto Gil. Eu era criança no auge de seu sucesso e não consigo imaginá-lo sem a sua indefectível buzina: um pequeno balão de borracha e uma trompeta unidos.

Porém, vai longe o tempo desse tipo de buzina. O grande desafio do trânsito hoje é o uso indiscriminado desse acessório do veículo. Para servir apenas como advertência, motoristas a tornaram uma extensão de seu próprio corpo. Costumo dizer que há alguns (e algumas) que já nascem com a mão na buzina.

Há placas de sinalização indicando a proibição de seu uso no entorno de hospitais e escolas. Qual o quê. Esqueça! O buzinador ignora de forma contumaz a sinalização e aperta o famigerado produzidor de barulho.

Como motorista que sou, evito o seu uso. Ou melhor, utilizo a buzina como recomenda o Código de Trânsito (art. 41). Imagino que, se me irrita, pode irritar outros também. Como passageira, repreendo o seu uso indiscriminado.

Posso dizer que fiz uma observação antropológica empírica do seu uso e constato que aqueles que buzinam para advertir os pretensos erros dos outros motoristas cometem exatamente o mesmo equívoco de trânsito. Aliás, todos aqueles que fazem suas pequenas transgressões sabem exatamente que as estão fazendo. Para que piorar a situação com poluição sonora?

Numa viagem que fiz ao Peru há alguns anos, fiquei muito impressionada com o uso ostensivo da buzina: para tudo e para todos, é uma mão no volante e outra na buzina. Na capital do país ou nas outras cidades, todos buzinam. Não tem horário: desde a madrugada até a hora do corpo cansado apagar de sono – e, por isso, deixar de ouvi-las. No início, até achei que era alguma imprudência minha, mas depois observei que não é para imprudentes, é uma advertência quase ininterrupta. Naquela ocasião, acho que os brasileiros buzinavam menos, por isso o forte impacto que o ruído me causou. Uma amiga peruana me disse que o peruano faz no trânsito o mesmo drible que o brasileiro faz com a bola, no futebol. Mas no bom futebol pouco se ouve o apito do juiz.

Acho que essa "moda" peruana está chegando ao Brasil, motivada pelos motociclistas, os automóveis também aderem a ela sem nenhum constrangimento. É uma pena. Há tantas coisas melhores que a poderíamos aderir de nossos irmãos americanos do sul.

A exemplo do Velho Guerreiro, aos motoristas deveriam ser distribuídos abacaxis e bacalhaus conforme suas performances no trânsito demonstrem atuação como calouros ou veteranos: em respeito ao cumprimento das leis, ética e respeito.

BATATA-DOCE FITNESS

Toda vez que ouço a expressão "caiu a ficha", me pergunto se a geração que nasceu a partir dos anos 1990 sabe exatamente o significado da origem da expressão. (A ficha de telefone foi trocada por cartões telefônicos em 1992 e tornou-se definitivamente obsoleta em 1997, quando recolhida por ocasião da privatização da telefonia.) Contudo, a expressão "caiu a ficha" continua em pleno uso.

Assim como algumas coisas não mudam, apesar das circunstâncias, outras adquirem nova roupagem.

Filha de lavradores, quando criança, vi e ajudei meus pais a plantarem batata-doce. Fazia-se um pequeno morro de terra fofa e fértil e ali se enfiava a rama da batata-doce, a distâncias regulares entre uma e outra. Depois de uns quatro meses, com delicadeza, utilizava-se uma enxada para retirar o tubérculo da terra.

A batata-doce era plantada essencialmente para alimentação dos animais. Muito eventualmente a mãe a fazia como alimento: cozida ou assada. Eu, particularmente, gostava de comê-la assada. E os pais a utilizavam no lanche da manhã, entre o café e o almoço. Era uma comida sem glamour, para os desafortunados. E pobre do desprestigiado doce de batata-doce.

A batata-doce é um tubérculo originário da América Central e foi o primeiro caso de biopirataria - ou furto de biodiversidade. Cristóvão Colombo levou-as para a Europa em 1492, após sua primeira expedição ao novo continente. Daí em diante se espalhou pelo mundo.

O tempo passou e a batata-doce voltou à moda com tudo. Deixou de ser alimento de animais - que agora se utilizam de ração transgênica - e passou a ser vorazmente consumida por humanos que desejam emagrecer, que se preocupam com alimentação saudável, etc. etc. etc.

Como aquilo que é "vintage" ou retrô, "caiu a ficha" de que a batata-doce pode ser consumida não apenas pelos pobres. Agora é chique - e saudável - comer batata-doce. Dizer que está "assando a batata" pode significar, sim, que a pessoa está apenas pensando em alimentação e não é nenhum trocadilho. E se o mandarem "plantar batatas", elas agora são tão versáteis que podem não mais significar sua desqualificação ou ofensa.

E para o leitor incauto, costumo explicar aos jovens que "cair a ficha" é algo como "fazer download de arquivo".

CIDA: FIXO OU SUFIXO

Estava almoçando com uma amiga, há muito tempo, num restaurante desses que vendem a comida por quilograma, localizado muito próximo ao local de trabalho: comida caseira, variedade de saladas.

E enquanto ela parlamentava sobre algum feito de seus filhos, da composição de folhas verdes de seu prato, vejo surgir por detrás da folha de agrião um molusco preto, medindo cerca de um centímetro, com duas anteninhas se mexendo como se fossem o telescópio de um submarino que emergia de águas profundas. Arregalo os olhos e indico-lhe algo estranho em seu prato fazendo um sinal com a própria cabeça. Ela sossega a fala. Quer fazer escândalo. Advogo a favor do bichinho. Apesar de mal lavada, indica que a verdura não contém produtos químicos que comprometam sua qualidade ao humano.

Argumentos à parte, o fato de utilizar agrotóxico na sua produção não impede que lesmas e variedade de gastrópodes apareçam na sua salada. O controle químico pode ser interessante para que legumes e verduras possam ser produzidos em grande escala comercial. Contudo, o consumidor deve ser capaz de conhecer a importância de consumir produtos orgânicos ou não, e o reflexo dessa escolha em sua saúde. Especialmente a quantidade de produtos químicos e suas espécies.

Agrotóxico é qualquer produto de origem química ou biológica usado na prevenção ou extermínio de pragas e doenças das culturas agrícolas: são fungicidas, herbicidas, inseticidas ou pesticidas. Você se lembra do significado do sufixo latino "cida"? Homicida e suicida estão no mesmo caminho; originário de "caedere", significa matar.

Enquanto nos países desenvolvidos há uma tendência de eliminar – ou diminuir drasticamente – sua utilização, no Brasil faz-se exatamente o contrário: quer se maquiar o seu nome para iludir o consumidor incauto. Há um projeto de lei tramitando no nosso comprometido (com interesses muito distantes da saúde pública) Poder Legislativo para que agrotóxico passe a ser denominado de "defensivo fitossanitário". Por que não o chamar de "pacote de veneno" de uma vez? Afinal, tenha qual for o nome, ele mata.

A alimentação é um ato político. Escolher a alimentação é garantia de saúde. Afinal, Hipócrates, o "pai da medicina", prescreveu que "seu alimento seja seu único remédio". Para mudar uma sociedade, não adianta maquiar o nome dos venenos, é preciso esclarecer para que servem e como devem ser utilizados, especialmente, devem ser esclarecidas as consequências de seu uso na saúde do consumidor. Porém, caminhamos na contramão. É mais fácil indicar algum medicamento do que trabalhar na prevenção para se ter uma boa saúde. O Ministério da Saúde deveria se chamar Ministério da Doença.

Escolher alimento orgânico vai muito além da cozinha, impacta e educa as novas gerações: não só pela saúde da pessoa, mas pela saúde do meio-ambiente – como nos lembra a bela Bela Gil.

SONHOS NÃO ENVELHECEM

Pista simples. Carros estacionados de ambos os lados. Impossível ultrapassar. 10 km por hora. Não poderia ter acontecido em horário mais impróprio. É o carro do sonho que está passando, freguesia. Eu mereço!

O sonho nada mais é do que uma massa de pão no formato de uma esfera, frita, polvilhada com açúcar e recheada de algo doce. Em tempos de alimentação politicamente correta, ele está completamente *out*: contém glúten, da farinha de trigo refinada enriquecida com ferro e ácido fólico, contém lactose, pois normalmente se usa leite e manteiga na massa, e, o mais condenado de todos, o açúcar refinado: tanto na massa quanto depois, em volta dele, para derreter nas papilas gustativas por ocasião da primeira mordida. E nada de fermentação natural, é usado o fermento biológico mesmo, misturado com açúcar e leite morno e que, depois de descansar, tem seu volume expandido por processos químicos que envolvem as leveduras que o compõem e o dióxido de carbono, o qual expande as proteínas do glúten e faz com que a massa cresça.

Manhã de sábado de priscas eras, rádio ligado, quando ouço o Lô Borges disparar por que se chamavam homens / também se chamavam sonhos / e sonhos não envelhecem. Naquele momento algo aconteceu dentro de mim. Sonhos? Quais eram mesmo os meus sonhos?

A menina subia em árvores competindo com o irmão apenas um ano mais novo para ver quem alcançaria os galhos mais altos. Não bastasse isso, se impunha o desafio de cruzar de um pé de caqui para o outro, pelos galhos da copa. Os irmãos eram bons nisso. Sem danificar as árvores – ai deles se quebrassem um galho: surra dada pelo pai, na certa – nem se danificar fisicamente. Foram exercícios para trabalhar a flexibilidade do corpo e a coragem da mente. Aquela menina tinha muitos sonhos.

Naquele tempo, foram muitos os sonhos que preparei e fritei. Meu recheio predileto era goiabada; da maioria da família, era creme.

Eduviges, a personagem fantoche de tamanho humano, manipulada pelo titeriteiro argentino Sergio Mercurio – El Titiretero de Banfield –, se abaixa para apanhar algo insólito do chão e profere, sem saber, a minha sentença de condenação: "Por que as pessoas abandonam seus sonhos em qualquer lugar?" A meiga e doce velhinha do espetáculo "Viejos" me sacudiu e me obrigou a olhar em volta para descobrir onde abandonei meus sonhos...

Os neurologistas afirmam que os sonhos acontecem no momento do sono REM – sigla para Rapid Eyes Movement. Apesar de estar dormindo, a atividade cerebral durante o sono REM é maior até do que quando se está acordado. Se acordar em seguida, a pessoa irá lembrar do sonho. Sonhar é um trabalho e tanto para o cérebro.

Próspero, personagem de Shakespeare, disse que somos feitos da mesma matéria de nossos sonhos.

Sonhos são aquelas coisas que desejamos e quando acontecem ficamos bem com nós mesmos. Nossas aspirações são novas possibilidades.

Sentimento de dor, de perda, de desilusão inundam o corpo e provocam um enregelar-se, independentemente da temperatura externa, quando surge a consciência de que os sonhos morrem, quando surge a consciência de que foram largados por aí, enquanto distraída com outras coisas. E morre-se um pouco também.

Talvez, como os feitos de massa de pão, os sonhos precisem de um tempo de descanso para tomar volume, tomar forma, para se tornarem palpáveis. Se os sonhos não envelhecem, cuidar apenas para que não demorem para sempre, pois, como os de massa, se passarem do tempo da fermentação, desandam e perdem o ponto.

Sonhos de nata, de doce de leite, sonhos fresquinhos. É o carro do sonho que está passando, freguesia. Virou à direita. Acelero.

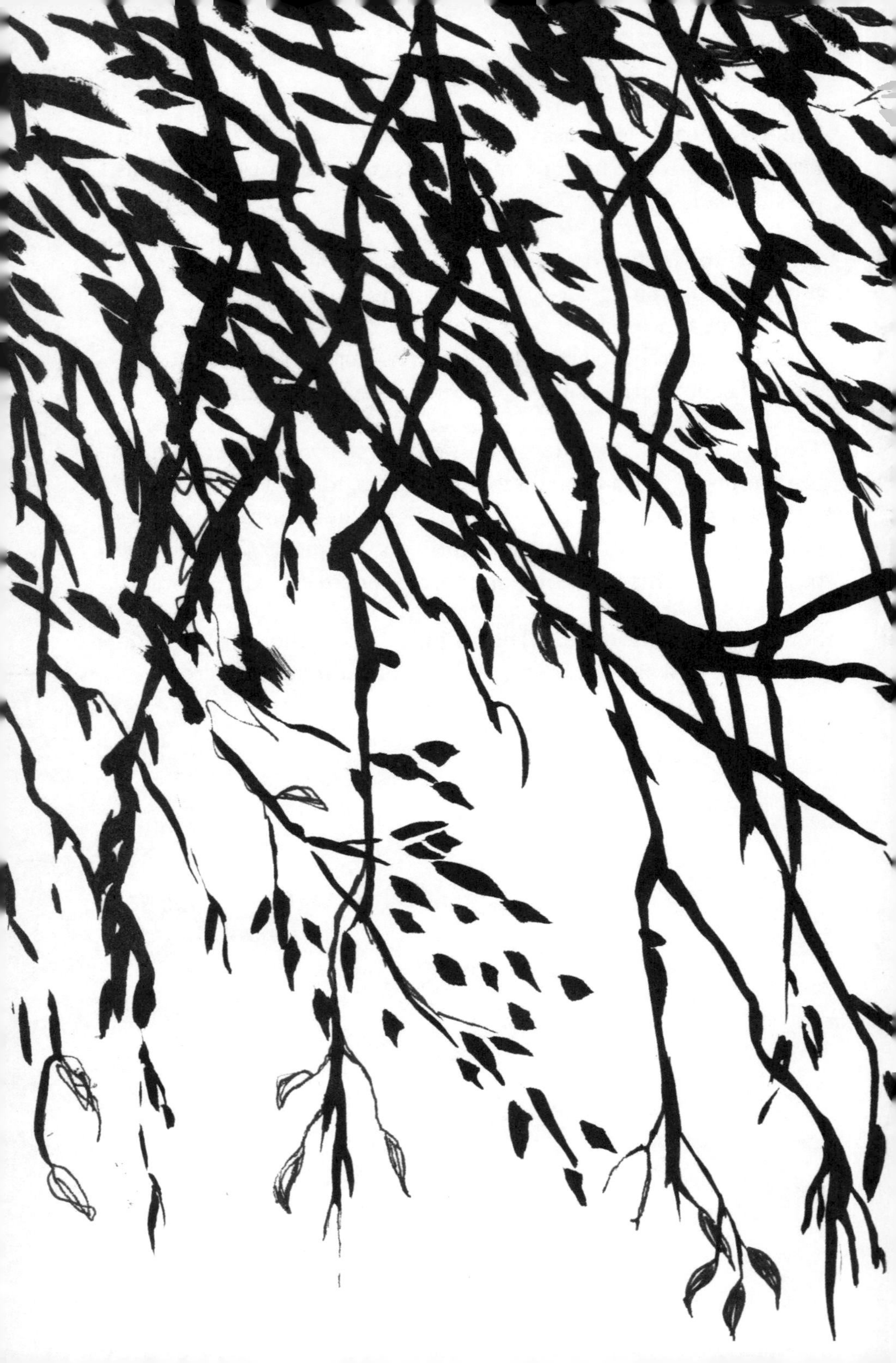

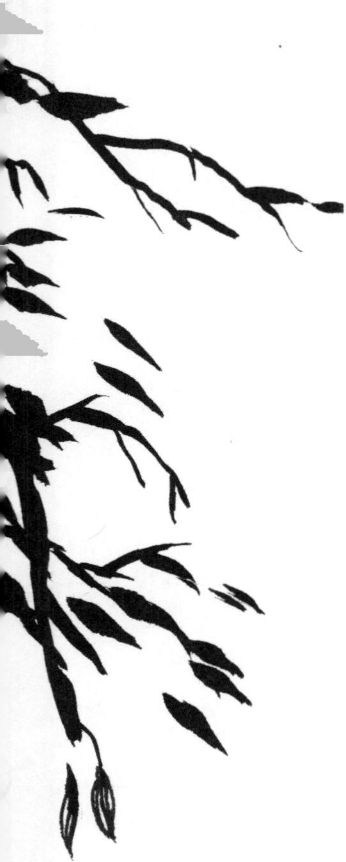

ANDERSON HOCH MARTINS

Agradeço e dedico este trabalho a minha família, que sempre expressou seu apoio e acreditou em mim. Ainda agradeço a existência de possibilidades que nos transformam.

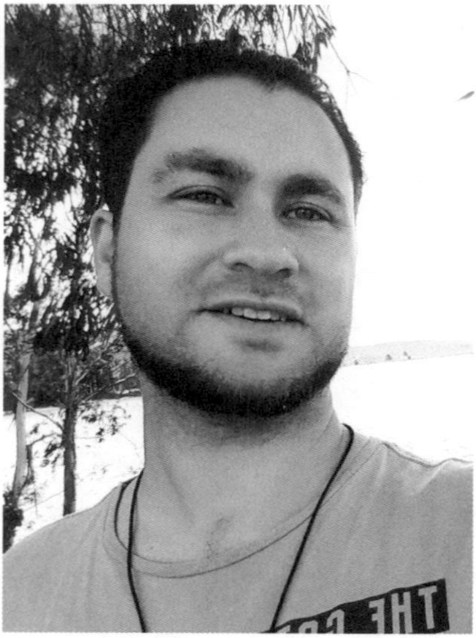

Anderson Hoch Martins *nasceu em Curitiba em 23 de agosto de 1989; mora em Pinhais desde sempre, portanto sente que é pinhaense. Licenciado em História, servidor público municipal em Pinhais/PR, esposo, pai, pensador, escritor do livro "Insanidade Lúcida", publicado em 2017. Tem a loucura de querer mudar e melhorar o mundo e tenta fazer isso pensando, lendo, falando, escrevendo, pois acredita no poder de transformação da leitura e da escrita.*

CONVERSAS PERIGOSAS

O medo da violência é algo que está presente em nossos dias. Os atos mais comuns e mais comentados entre as pessoas, inclusive como experiência de vida, são os assaltos, os detalhes dos assaltos e, principalmente, como as pessoas se salvam ou reagem aos assaltos e aos assaltantes.

Tem pessoas que se vangloriam de ter passado por vários assaltos, algumas até conhecem os assaltantes e têm algum preferido, mas é claro que preferem não passar por isso.

Um dia meu irmão estava indo até a casa da namorada, quando dois caras embarcaram no ônibus e começaram a olhar pra ele. Como estava lendo não percebeu o que havia, até que os dois encostassem e um deles perguntou:

— Que livro é esse que você tá lendo? É bom?

— É, sim — disse meu irmão, já guardando o livro "O Poderoso Chefão" na mochila e percebendo claramente que aqueles dois não eram leitores.

— E o que você tem pra nós? — pedindo dinheiro e o celular e ameaçando com as mãos nos bolsos, fazendo meu irmão acreditar que havia ao menos uma faca ali.

Ele tentou argumentar com os elementos, mas eles estavam nervosos.

— Escuta, tenho um pouco de dinheiro, mas posso ficar com o cartão de memória e o chip do celular? Vocês não vão usar mesmo.

— Tranquilo. Tudo bem... mas não enrola e tira logo.

Entregou o celular.

Quando os assaltantes estavam indo embora pra descer no ponto, um deles viu a boina que meu irmão usava e pediu. Ele foi rápido e disse que era uma herança do avô, e que era a única coisa que ele tinha de lembrança. O ladrão se compadeceu e foi embora.

Depois disso, ficou imaginando, "e se não fosse nada no bolso deles? Ou se tivesse gritado? Mas e se eles realmente fizessem algo?". Enfim, seguiu seu caminho com o chip, o cartão de memória e a boina do avô.

Outro dia, perto de casa, meu irmão estava chegando, a duas quadras da nossa rua, quando avistou dois rapazes encapuzados e mexendo em celulares. Bem, não há de ser nada, eles estão com celular... pensou meu irmão, mesmo que desconfiado. Mas quando passava por eles recebeu voz de assalto.

— Disfarça. Finge que tá jogando Pokémon Go!

— Como assim? — perguntou meu irmão. Ao mesmo tempo em que pensava: — De novo não!

— Vamos, passa o que você tem, celular... e nada vai te acontecer! — nisso um deles mostra o cabo do que seria um revólver.

Mesmo assim ele resolveu negociar:

— Olha, você já tem um celular...

— Não interessa! Me passa o seu!

— Puxa vida, mas eu só tenho esse...

— Não quero saber!

— Então deixa eu ficar com o chip e o cartão de memória.

— Ó, não vai me enganar...

— Não, é só o chip e o cartão de memória, que eu preciso, e você só precisa do celular...

— É... tá... pode ser então, pega, mas vai logo!

— Pronto! Já tirei.

— Agora você corre pra lá! — apontando uma árvore.

Meu irmão foi corajoso e ingênuo ao mesmo tempo, fez o que eles pediram e depois voltou. Chegou em casa todo esbaforido e nos contou o ocorrido. Dissemos:

— Seu tongo! Que perigo! Por que você fez isso? Isso que dá ficar andando sozinho à noite!

E ele respondeu:

— Vão-se os celulares e ficam os dados.

FAXINA

Fim de semana é dia de faxina em casa. Sempre gostei de guardar objetos, papéis, cadernos, cartas, textos, presentes. Coisas que comprei, produzi ou ganhei. Algumas do tempo de escola, faculdade, outras relacionadas a antigos trabalhos ou à família.

Pois bem, num sábado desses, minha esposa intima:

— Hoje você vai arrumar aquelas caixas cheias de coisas que, com certeza, não vai mais usar!

— Pelo menos estão em caixas... — pensei.

Sim, lá fui eu, tranquilamente, tirar caixa por caixa e abrir uma por uma para descartar aquilo que realmente eu julgava não ser mais útil.

Na primeira caixa, cheia de textos da época da faculdade e também alguns folhetos e cartões soltos. Estes perfeitamente descartáveis, aqueles não! Vai que, no meu trabalho, de alguma maneira, eu precise fazer alguma consulta, ou referência, não sei. E ainda quero encadernar esses textos, não sei quando, nem quanto custará, mas vou. Preciso, além de jogar fora de verdade os materiais separados, isso por que algumas vezes eu disse que faria isso, mas não fiz, e, organizar os textos também é algo que tenho que fazer, até pra ficar fácil de encontrar caso eu necessite.

Bem, vou para a próxima caixa, com cadernos da época de escola e da faculdade, brinquedinhos e mais folhas soltas. Algumas dessas folhas e papéis vão para o lixo, alguns brinquedos, chaveiros também, mas outros são presentes ou ainda são peças que não se vê mais por aí, ou ainda me trazem lembranças da infância ou de amigos... como descartá-las? Admito, sou apegado a algumas coisas, talvez não devesse ser, mas sou.

Volta e meia minha esposa dá uma passada por lá para ver o que eu estou fazendo, "fiscalizar" se estou fazendo mesmo e me apressar, pois ela gosta de arrumações rápidas. Eu nem dou bola pra ela, continuo sem pressa.

A terceira caixa é a mais bagunçada. Não sei nem por onde começar direito, mas vou encarar. Começo tirando tudo que tem nela, vejamos... entre trambolhos, trecos e cacarecos, alguns envelopes, lápis, canetas, agendas antigas, também trabalhos de escola e textos da faculdade e pastas vazias.

Tudo fora da caixa. Primeiro separo aquilo que pode ir para o lixo, coisas repetidas, estragadas ou que não quero mais mesmo, depois separo os textos e trabalhos, coloco em uma ou duas pastas, e ainda assim sobram umas três pastas. Lápis e canetas eu tiro da caixa e coloco em um penal, porque aqui é assim que chamamos. Ali também tinha um pacote plástico, que eu usei para colocar os chaveiros, brinquedos e cartões e guardei num cantinho da caixa. Os papéis e marca-páginas que sobraram separei para outro canto da caixa. As agendas, textos e pastas, fui guardando na caixa por ordem de tamanho, assim poderia ter mais espaço para mais bagunça. Mas quando vi uns envelopes fiquei curioso, para ver o havia neles, um estava vazio, outro, um convite de alguns anos, para uma festa de um amigo, e noutro havia uma carta, cheia de corações, estrelinhas, adesivos, escrita com canetas coloridas e dobrada em formato de coração, era de uma antiga namorada, da adolescência, mas e agora, o que eu faço com isso?

Desdobrei a carta e comecei a ler, lembrei da menina, dos locais onde passeávamos e até de quando recebi o envelope... Nisso minha esposa chega e pergunta,

— Já terminou? Tá demorando! Vai ler tudo que encontra?

— Não amor... Tô terminando já...

Ainda bem que ela não viu o que eu estava lendo, senão ia começar a fazer perguntas que talvez eu não soubesse responder, e uma delas eu já fazia a mim mesmo, o que eu faço com isso?

Terminei a leitura, ri sozinho lembrando de situações engraçadas da época e também de nervoso pensando num possível ataque de ciúmes da minha esposa, mas não passaram de lembranças e pensamentos. Dobrei novamente a carta, coloquei no envelope e guardei entre as agendas antigas.

SÉTIMO MOTIVO DA ROSA

Sábado tranquilo e ensolarado, como há tempos não víamos. Eis que toca o telefone. Atendo? Atendo!

Um homem pergunta sobre uma tal de Rosa.

— Não tem ninguém aqui com esse nome, deve ter sido um engano.

— Tudo bem, desculpe. E desliga.

Voltei ao sofá para ouvir a música que tocava no rádio, porque muitas vezes gosto de ouvir música assim, sentado no sofá, mas o telefone toca novamente. Dessa vez meu irmão vai atender.

— Oi, quero falar com a Rosa, o homem diz.

— Não tem nenhuma Rosa, responde o meu irmão. Eu do lado, não pude deixar de ouvir e de achar engraçado. Rimos e voltamos às músicas.

Passaram-se uns cinco minutos e o telefone novamente chama. Nós já começamos a rir, a decidir quem iria atender, enfim. Fui lá, atendi. Aquele homem de novo.

— Eu quero falar com a Rosa!

— Mas eu já disse que não tem nenhuma Rosa! — eu tentando explicar e ao mesmo tempo rindo com meu irmão do lado.

— Chama a Rosa aí! Eu sei que ela tá aí! — meio irritado. Ela não quer falar comigo né? Mas eu sei que ela tá aí! — ele estava indignado.

— Meu senhor, não mora nenhuma Rosa aqui... — ou será que vale as que estão no jardim?

Aliás, por que será que este homem estava tão perturbado e afoito para falar com a Rosa? E por que tinha que ser a Rosa? Por que não a Margarida ou a Hortênsia? Talvez elas quisessem falar com ele... mas talvez ele não as quisesse... não sei... e ele continuou...

— Mas o número de telefone que eu tenho da Rosa é esse! Não pode ser. Eu preciso falar com ela, tenho que explicar o que aconteceu, ela não sabe!

Ele tentava se explicar, mas não era pra mim, era pra Rosa. Continuei a conversa.

— De onde você está falando? Onde mora a Rosa?

— Pinhais.

Bem... pelo menos não era a de Hiroshima...

— Então você conhece? Sabe onde ela tá?

— Pois é, não conheço, não tenho como te ajudar...

— Então tá. Vou continuar tentando. Tchau!

Quando ele desligou, eu me peguei pensando, o que seria tão importante pra explicar para a Rosa? E quem era este homem?

Seria o Cravo? E será que ela também não estava a sua procura? Estas são respostas que nunca soube. E você, sabe?

Depois disso, nós contamos a história pra todos que estavam por perto, rimos muito e decidimos pregar uma peça na próxima vez que tocasse o telefone, pois fatalmente o homem ligaria novamente.

O telefone tocou. Meu irmão atendeu.

— Necrotério. Boa tarde...

Tu tu tu tu tu tu....

VENDENDO NOVIDADE

Meus amigos e minhas amigas, donos e donas de casa. Chegou a maior novidade dos últimos tempos! Para todos e todas que precisam estender as roupas no varal, mas sentem dificuldades com as previsões meteorológicas e ficam esperando o sol!

Chegou a hora dos seus dias melhorarem! Chegou o varal automático! O varal que recolhe as roupas automaticamente ao primeiro contato de um pingo de chuva! Só precisa deixar uma bacia embaixo do varal, próximo à parede ou ao poste onde você instalará seu varal! Apenas 20 reais o metro! E já vem com os grampos!

Você acha que é só isso? Não! Temos também a versão 2.0, que além do sensor para chuva, vem com o sensor de anoitecer! Mas o que é isso? Como funciona? Nesta versão, se não chover, o que é bem difícil, o varal começa a recolher as roupas à medida que o Sol vai sumindo no crepúsculo. Esta é uma ótima opção para as pessoas que, diante de um dia ensolarado ficam na dúvida, estender roupa ou passear? Assim, você pode sair de casa sem se preocupar com o horário e com as roupas no varal! E isso tudo por apenas 25 reais o metro! E já vem com os grampos!

Mas você pode achar que isso ainda é muito pouco! Você precisa de mais! Imagina só! Se parar de chover e não tiver ninguém em casa e for preciso estender as roupas de novo? Ou então se as roupas secarem muito rápido? Não podem ficar esturricadas, certo? Pois bem, por essa você não esperava! Na versão 3.0, o varal automático conta com o super sensor reverso! Que recolhe na primeira gota de chuva e estende novamente assim que a chuva para. Neste modelo também temos o sensor de roupa seca, que combina nível de umidade e temperatura, recolhendo as roupas secas mesmo sem chuva ou ainda antes do pôr do sol. E essa maravilha por 30 reais o metro! E já vem com os grampos!

E para completar por mais 5 reais você pode adquirir, junto a qualquer modelo, um controle temporizador, com o qual você poderá programar o seu varal automático com os ajustes necessários, de acordo com o modelo, e ainda determinar o tempo que as roupas ficarão estendidas. E continua com os grampos!

E, para aqueles que pensam que isso tudo é muita tecnologia desnecessária, desperdiçada e preferem o modo tradicional para estender as suas roupas, não tem problema. Na compra de 3 metros de qualquer um dos modelos do super mega varal automático, você leva inteiramente de graça 1 metro e meio de corda de varal comum e tradicional! E mais os grampos!

Você não pode perder essa chance única! Aproveite!

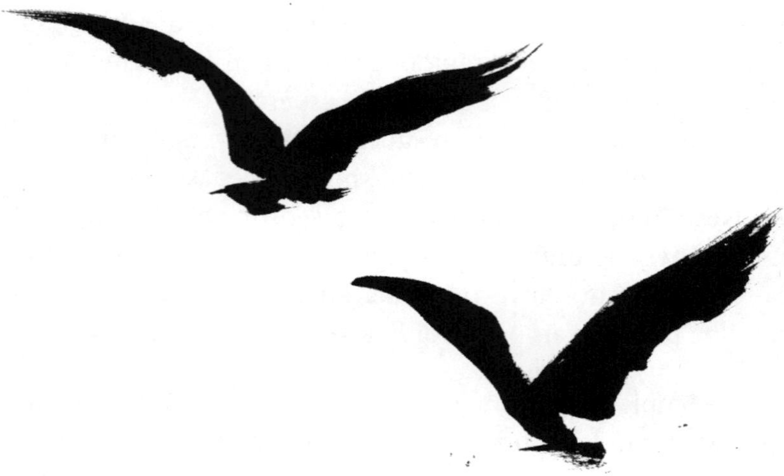

DÉBORA BECKER

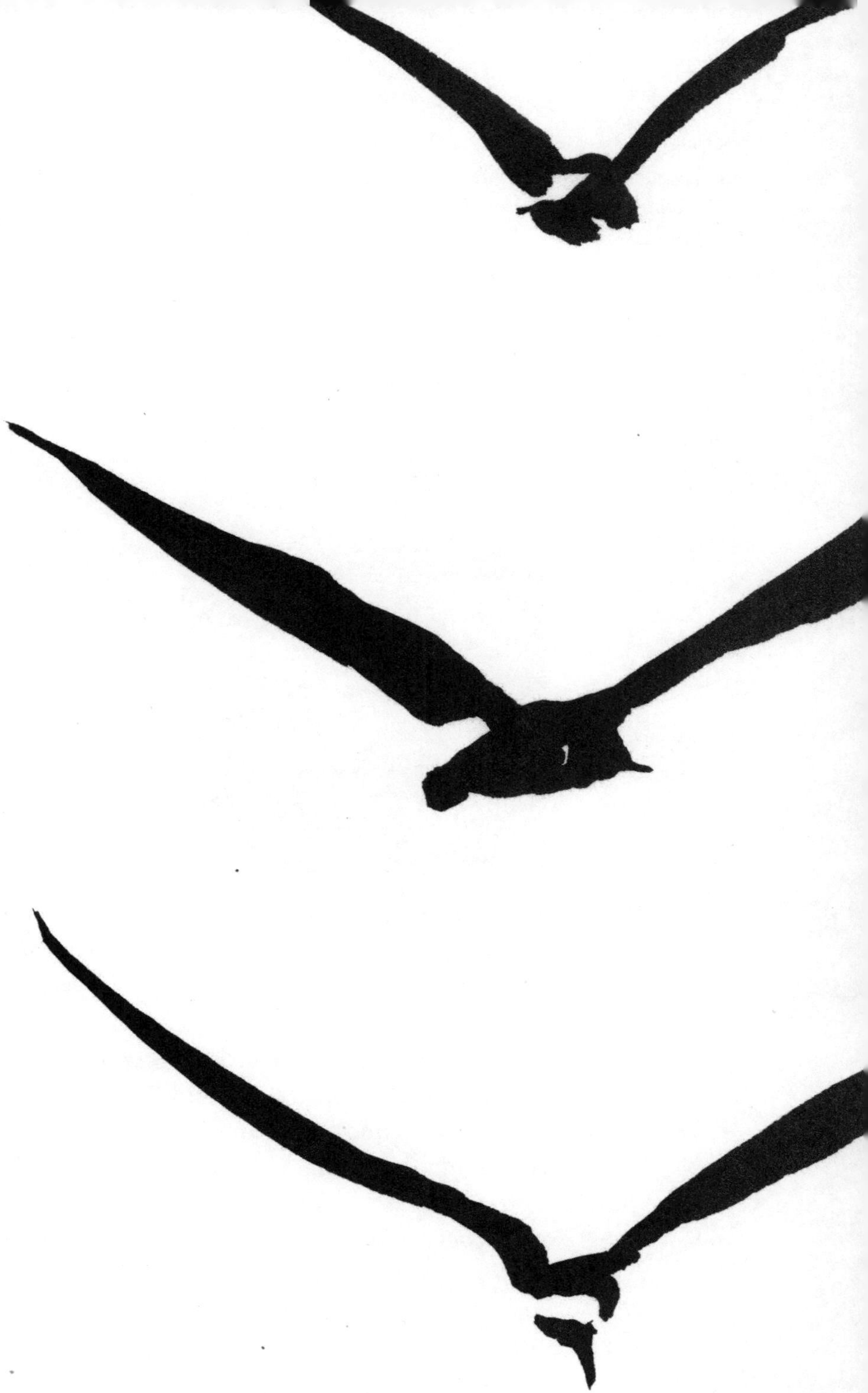

Aos homens que ajudaram a compor minha história e que estarão sempre presentes em minha vida, meu pai, Adonai, e meu filho, Jefferson.

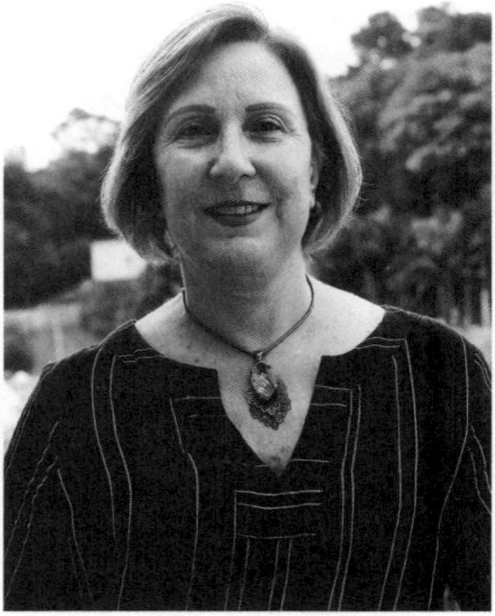

Débora Becker *nasceu em Curitiba e, após muitos anos dedicados a uma carreira jurídica, decidiu expandir seus horizontes e elevar-se através da arte. Um curso de teatro ajudou a encetar seu desembaraço ao enfrentar o desafio da interpretação. Mas, sua inquietação em busca do desconhecido não parou por aí e resolveu ingressar no mundo da escrita. A instigação de se expressar fora do mundo jurídico, e veio a despertar novas sensações e a inovar seus conhecimentos de forma lúdica e gratificante. Este é seu primeiro passo em busca da efetiva arte de escrever.*

AVENIDA DAS MIL CORES

Estou hoje em um de meus dias cinzentos. Faz três anos que meu pai faleceu e a saudade apertou. E para piorar ainda mais, o dia está literalmente cinzento. Estamos na primavera. Está quente e abafado. O cinza predomina. É um dia em que está tudo uniforme e nevoento. Mas que direito teria o sol de vir e sorrir em uma data como a de hoje?

A lembrança de meu pai, de sua risada, de seu beijo encabulado, de sua voz, de seus conselhos. O tempo nos conforta, mas ele esquece que a saudade nos faz lembrar. Embora seus últimos anos de vida tenham sido sofridos devido a ingrata doença de Alzheimer, nada fez apagar os momentos que tivemos juntos. Atrás de seu jeito fechado e sua cara muitas vezes carrancuda, estava aquele homem sempre atento e que me mostrou os caminhos da vida. O pai alegre e brincalhão quando saíamos para passear. Muitas vezes ele era silencioso e pensativo, tinha dificuldade para abraçar. Mas ele nunca precisou, seus olhos, seus gestos e atitudes sempre transmitiram o amor e o carinho infinito que ele sentia por mim. E do qual nunca mais terei igual. Ele moldou meu caráter e me ensinou a ser justa. Ele foi o meu porto seguro, meu alicerce, minha direção e meu guia. Como esquecer dele? Impossível. Lembro que postei, quando ele se foi, uma frase de Nicholas Sparks: "Mesmo sabendo que um dia a vida acaba, a gente nunca está preparado para perder alguém". Principalmente alguém como ele.

As lembranças são boas e ao mesmo tempo muito tristes. A casa está me sufocando. Pego meu cachorro e levo para passear. Vou até uma praça perto de casa. Sento em um banco, enquanto meu cachorro vai atrás de novas descobertas. De repente, passo a olhar e reparar na avenida que passa ali na frente. Os canteiros estão floridos, muito alegres e coloridos. Observando aquelas flores multicoloridas, naquele dia nublado, uma sensação de alívio começou a brotar em meu coração, a pacificar meus pensamentos e a alegrar o meu dia. Fiquei imaginando o trabalho para manter aquelas flores, todos os cuidados necessários para ficarem tão lindas.

A vida também é assim, a cada dia que passa, mesmo diante das tempestades, que muitas vezes levam alguns de nossos pedaços, persistimos fortes e resistimos ao tempo, pois nosso canteiro está sempre sendo regado de amor, alegrias e esperanças.

Pai, você está ao meu lado, não é mesmo? Você que me mostrou aquelas flores que fizeram brotar uma luz no meu coração. Uma pequena claridade também começou a aparecer no céu. Um pequeno esboço dos raios solares tentando vencer as nuvens cinzentas, fazendo abrir expectativas de um belo sorriso em meu rosto. Afinal porque estar tão triste. Tive você sempre presente ao meu lado e vivemos juntos momentos maravilhosos e inesquecíveis. Vencemos todas barreiras que a vida quis impor e estivemos próximos até seus últimos dias.

Definitivamente, não há dias cinzentos para aqueles que pensam colorido.

Jamais vou me esquecer daquela avenida. Da Avenida das Mil Cores!

INFÂNCIA E JUVENTUDE

Sentada à varanda de casa, ouvia o canto dos pássaros. Segurava em minhas mãos aquela caneca colorida e quentinha, cheia de café com leite. Entre a fumaça e o aroma que dali saíam, doces e amargas lembranças vieram. Algumas da infância e muitas de minha juventude. Lembranças que carregamos. Que nós incorporamos em nossas vidas.

Muitos episódios de minha infância foram esquecidos. Mas lembro que tive momentos muito bem vividos. Momentos que me fizeram rir e também chorar. Momentos em que a inocência e a doce ilusão estiveram sempre presentes. Momentos em que a felicidade estava em uma boneca trazida pelo Papai Noel, ou em um doce que meu pai trazia de suas viagens a trabalho. Lembro de muitas brincadeiras. De meus gatos. Tive muitos. Dos castigos quando fazia traquinagens. Dos piqueniques que minha avó preparava. Dos "peixinhos" pretinhos que eu "pescava" no riacho com meus irmãos e colocava em um barril. Lembro que eu chorava depois porque no barril só havia pequenos sapos. Será que eles comeram os "peixinhos"? Sinto saudades das pipas que soltava com meu pai, das descidas no carrinho de rolimã, dos joelhos esfolados e das calças rasgadas. E como vou esquecer de meu vestido cor-de-rosa? Ele só encolhia, e eu não conseguia mais usar.

Aos poucos, o encanto dos contos de fada foi sendo deixado para trás. O imenso mundo lá de fora começou a tomar outra dimensão e a ser visto de modo diferente. Surgiram novas descobertas. A maioria delas empolgantes e construtivas. Mas por vezes, vinham aquelas que eram perversas e assustadoras. Naquela época podia fazer tantas coisas, mas ao mesmo tempo nada podia fazer. As regras eram rígidas e ditadas, nunca questionadas. Mas porquê? Porque era assim e pronto, não se discutia.

Eu crescia, mas meu corpo não adquiria formas. Assim, enfrentava a crueldade de alguns colegas a esse respeito. Lá vem a "Olívia Palito", a "pau-de-virar-tripa", "campeã de natação", e por aí afora. Eu era muito tímida e essas colegas perversas adoravam me torturar e me humilhar. Eu me escondia na saída da escola, até que as perdia de vista. Só, então, fazia meu percurso de volta para casa. Sofria muito com tudo isso, mas nada podia falar em casa. Naquela época, nada se falava, ninguém explicava.

Meu lado mulher começou a aflorar e junto vieram as alterações hormonais, as paixões avassaladoras e as transformações comportamentais. A sexualidade apontava e eu só ouvia que sexo antes do casamento era impuro. Se o fizesse seria considerada uma pessoa perdida. Muitas dúvidas surgiam, mas o que fazer? Naquela época, nada se falava, ninguém explicava.

O que fazer? Eu precisava me adequar aos grupos, fazer parte deles. Eu precisava fazer o corte de cabelo e usar as roupas que estavam na moda. Mas meus pais não deixavam. Eles não gostavam das mesmas músicas que eu. Eles queriam que eu ficasse com minha irmã quando estava com o namorado. Mas eu só queria ir nas festinhas de garagem e aos saraus dos domingos. Sou da geração anos 60. Revisão de valores, novas conquistas médicas e tecnológicas. Época da inserção da mulher no mercado de trabalho e de mudança no comportamento sexual. O que fazer? Naquela época, nada se falava, ninguém explicava. Mas eu precisava descobrir e a rebeldia fez parte de minha vida.

Posso dizer que sobrevivi a tudo isso e alcancei minha liberdade ao começar a trabalhar, logo que terminei o científico (hoje ensino médio). Mas, o que foi mais marcante aconteceu quando pedi à minha mãe para ir à praia com meus colegas de faculdade e ela não deixou. Devido à minha insistência, ela disse para pedir ao meu pai. Ele deu a resposta que, definitivamente, me fez sair ao mundo e não temer mais nada: "Já te ensinei tudo que você precisa saber, a única que pode dizer se essa viagem será boa e segura é você, pois dependerá de seu comportamento. Se achar que está pronta para ir, pode seguir teu caminho. Mas não se esqueça, estarei sempre aqui, se precisar."

E lá fui eu, seguir o meu caminho...

ENZO VERSOLATO DE

PRÊMIO CRONISTAS 2018 DE PINHAIS-PR

ABREU

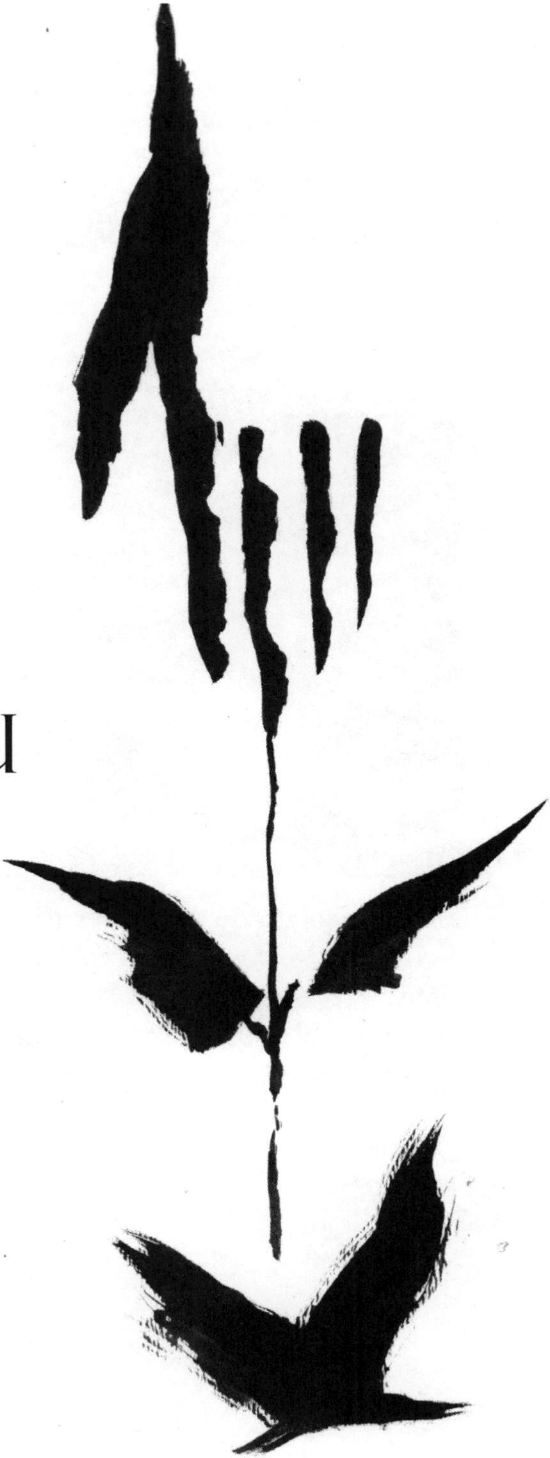

Agradeço aos envolvidos tanto no concurso de crônicas de Pinhais como do Instituto Dom Miguel e da Editora Inverso — em especial Elaine e Grimalda, que me serviram de guias por esse processo. Obrigado pela simpatia e pela chance. Agradeço, também, aos meus pais por me incentivarem a ler, e a meus amigos escritores — Neves, Francisco e Guilherme — pelo nosso pequeno grupo de escrita.

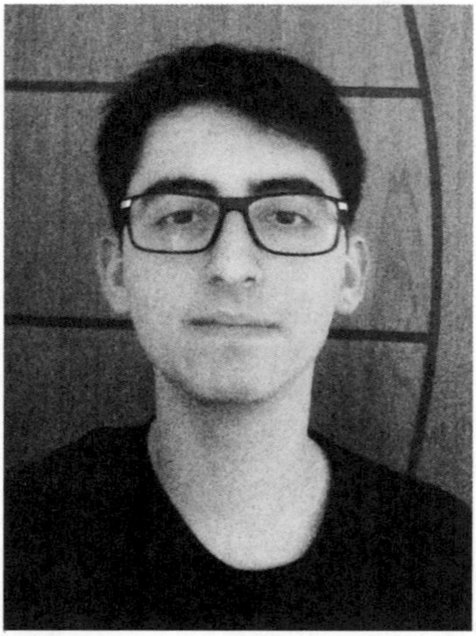

Enzo Versolato de Abreu *sempre gostou de ler e escrever. Na tentativa de melhorar a escrita, resolveu pegar este ano para ler o maior número de livros possível — trinta e dois, no total. Descobriu o gênero preferido, estilo de escrita favorito e, se não fosse por isso, não teria ganhado o concurso de crônicas.*

TABU INVISÍVEL

Esses dias, enquanto escovava os dentes, passei a mão no cabelo, sem perceber, me perguntando quanto tempo ainda teria até que a Calvície chegasse para me buscar. Ela é um dos meus piores medos e, sem dúvida alguma, deve assombrar todo homem.

É como se cada vez que fosse cortar o cabelo, tomar banho ou acordar eu abrisse uma porta e seguisse em frente, sem nenhum obstáculo pelo caminho. Eu quero acreditar que nunca vai haver nenhum obstáculo, mas no fundo sei que um dia posso, talvez, abrir uma porta e lá estará a Calvície, me esperando pacientemente. É essa mistura de não saber quando ou se a Calvície vai atacar que dá medo.

A ideia, de que você não tem nenhum controle sobre algo tão querido como seu cabelo e que em um dia pode estar lá e no outro começar a definhar, é aterrorizante. Ela, pra mim e provavelmente para muitos outros, representa um medo psicológico constante.

Digo provavelmente porque entre os homens que conheci não falar da Calvície fazia parte do conjunto de regras não ditas — o mesmo que enuncia o distanciamento mínimo de um mictório entre duas pessoas no banheiro. Em apenas duas ocasiões eu quebrei a regra.

A primeira delas foi quando conversei com meu melhor amigo sobre nosso drama capilar. Nós dois viemos de famílias onde todos os homens são cabeludos, menos os nossos pais. Você consegue imaginar o tom desesperado que nossas conversas tinham, nós trazíamos dados tirados da internet, suposições malucas e sem sentido, informações de vídeos do Youtube, qualquer coisa que pudesse trazer esperança.

Pensando agora, não falamos sobre isso para convencer o outro que ia dar certo, falávamos para nos convencermos porque sabíamos, no fundo, que tínhamos ganhado na loteria do azar. Mesmo assim ainda tínhamos — e temos — aquela esperança idiota de que, por algum motivo divino, tudo dê certo.

A segunda vez que quebrei a regra não falada foi quando um dos meus amigos revelou que já tinha começado a perder cabelo, o que foi um golpe profundo em todos os demais, por mostrar que nossas esperanças juvenis de nada valeriam contra a implacável Calvície.

Por algum motivo, alguns dos envolvidos tiraram sarro do recém-atacado. Eu, que pessoalmente achei a atitude dele de encarar o problema extremamente honrada, não entendi o porquê de eles fazerem isso. Quebrei a regra quando perguntei qual era o sentido de tirar sarro dele se todos nós tínhamos chance de ficar assim.

O que veio em seguida foi desastroso, como se para eles fosse inconcebível que alguém pudesse citar você-sabe-o-que como algo real, passível de acontecer com eles. Cada um deles tinha alguma desculpa pronta: ou que a calvície na família do pai pulava de geração em geração ou que tinha as entradas na cabeça desde pequeno. As desculpas eram das mais variadas, entretanto terminavam sempre do mesmo jeito: com o justificador tentando convencer os outros e a si mesmo de que ele estava a salvo da praga.

Salvo da Praga. Esse já foi outro dos tópicos que abordei em uma das minhas reflexões semanais sobre a Calvície, chegando a ser uma prova pessoal de que não havia deus algum, afinal das contas, que tipo de deus faria algo tão traiçoeiro quanto a Calvície? Levei um tempo para aceitar que as coisas são o que são e que essa doença genética não era nenhum tipo de praga.

Essa é a coisa que acho mais curiosa envolvendo esse tabu, se você parar para pensar, ela é um obstáculo espiritual e pessoal imenso. Você pode fazer de conta que ela nunca vai te alcançar, que você vai usar dos mais inusitados remédios e cirurgias para se curar ou até que você aceita o inexorável destino, mas no fundo, bem no fundo, nós acreditamos com todas as forças que a Calvície não nos alcançara, independente dos fatos. Até os que já perderam ou começaram a perder o cabelo tem a esperança de que ele possa parar de cair ou que descubram um remédio milagroso para fazê-lo crescer de novo.

Essa teimosia e recusa de aceitar o muitas vezes inevitável é linda. Como a empatia mística que um homem sente ao ver outro homem machucar sua parte intima, é ela que nos torna humanos, por mais que nos recusemos a falar dela para não atrair má sorte.

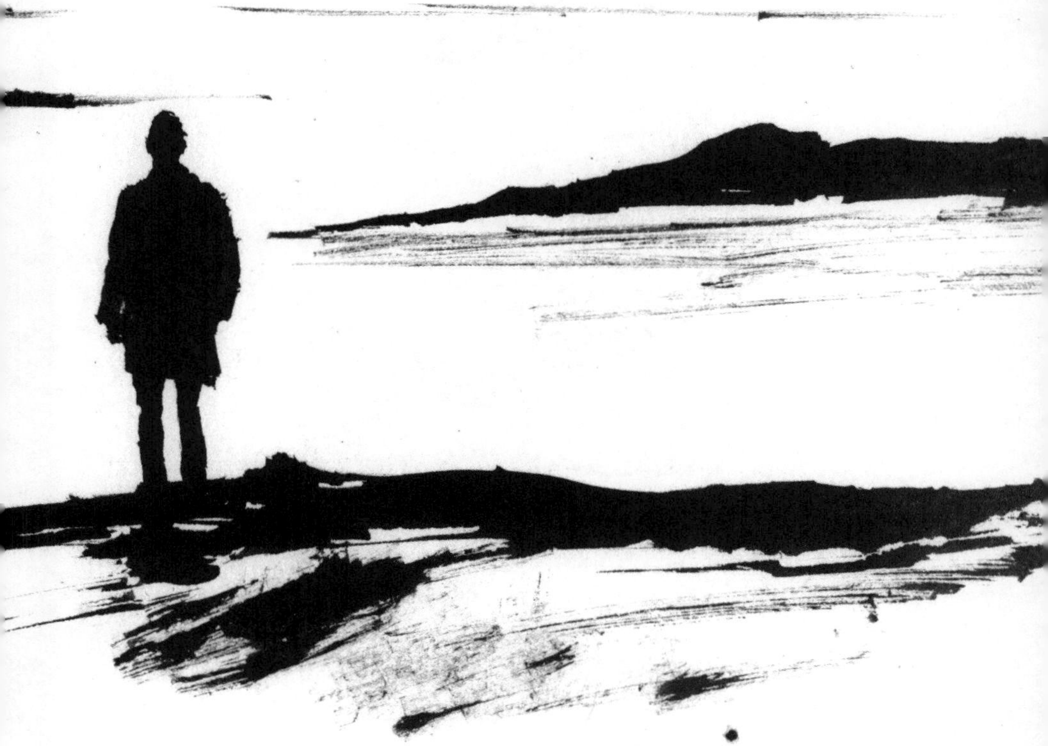

IDOVINO CASSOL JR.

PRÊMIO CRONISTAS 2018 DE PINHAIS-PR

Dedico esta crônica àquelas pessoas que me cercam e depositam mais fé em mim do que eu jamais teria. Heloise, Paulo, mãe Tereza e "Grande Elenco".

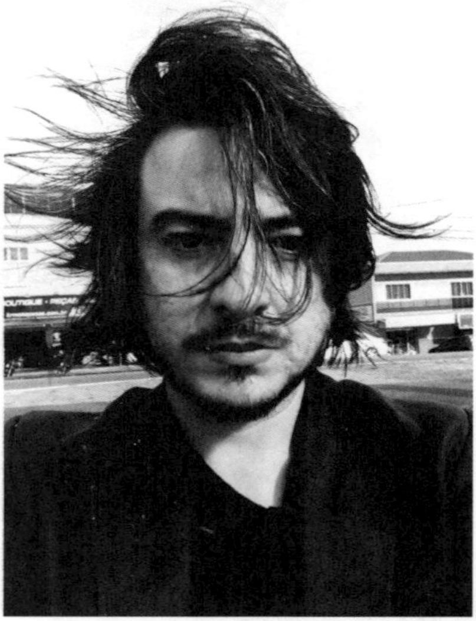

O sufoco da exagerada introspecção às vezes nos leva a caminhos obscuros como a arte. **Idovino Cassol Jr.,** *ainda criança, passou a acreditar que o mundo real não era o bastante e tornou-se artesão de universos, o que o levou, anos mais tarde, a tornar-se membro fundador da Equipe Bugio e publicar sua primeira HQ — Armas Vivas & ExtraGenes. Escritor e ilustrador, passeia também por outros gêneros da literatura, como contos de ficção infantojuvenil e crônicas.*

A CULPA

Não sou um profundo conhecedor da ciência morta que é a alquimia mas tentarei transformar minha áspera e infame experiência em algo mais brilhoso e palatável, aproveitando-se de elementos básicos para pretensiosamente arriscar-me a transformar chumbo em ouro, traumas em palavras.

Penso que, quando assistimos àqueles programas policialescos típicos da hora do almoço (através dos quais fomos adotando homeopaticamente a cultura de nos alimentar ouvindo um *showman* balindo sobre sua visão particular de justiça durante uma saraivada de imagens torpes) não imaginamos que amanhã nós é que estaremos na mira do perigo.

Aliás, até imaginamos, de tanto medo que nos é incutido durante o *show*: "*esse corpo poderia ter sido o seu filho*", grasna o *showman* num tom assertivo enquanto mostra uma imagem borrada, deixando nossa imaginação completar as lacunas. Mas a noção de violência acaba sendo diluída nos segundos posteriores de anunciar a barbárie: "*mas vamos falar de coisa séria, você tem dormido direito? Conhece os colchões ta-na-nã...?*"

Durante o programa o *showman* dança um forró após uma chacina pautada ou olha fixo para a câmera convocando autoridades com voz grossa e, com isso, creio eu, acaba representando parte de nossas pulsões, afagando nossas carências desse tipo de comoção.

"Esse é dos nossos!"

Porém, enquanto o *showman* faz suas graças para segurar audiência eu caminhava por aí sob a mira daquela bela arma após uma truculenta abordagem. Não que haja algum tipo de beleza em um construto projetado para matar, mas alguém o construiu cromado e curvilíneo como um objeto de ostentação e fetiche. Um belo item de cromo que timidamente aparecia pela manga laceada do moletom do assaltante, símbolo fálico de sua coragem e de seu poder sobre mim naquele momento.

Sair correndo, pelo jeito, era uma opção, afinal mais de uma pessoa me questionou o motivo de eu não tê-lo feito. Pensei um tanto sobre isso na hora, afinal seria uma loteria, pois poderia ser eu o *"corpo estendido"* que tanto fala o *showman*. Ou os projéteis poderiam me errar, acertando um outro transeunte que nada devia. Esses foram meus pensamentos dos primeiros segundos elásticos da abordagem que se transformaram em horas enquanto gaguejava pateticamente tentando ganhar tempo... mais tempo ainda. Nesse espaço de tempo acabei sentindo antecipadamente a culpa de ter colocado pessoas em risco no mundo das ideias. Não foi o sujeito com a arma apontada pra mim que me fez ponderar sobre a culpa, isso posso garantir, foi outra coisa que mais tarde eu viria a entender.

Veja só, meu caro leitor, muitos de nós somos criados para carregar culpas que nem são nossas e isso acaba minando nossas ações, afinal, se eu fugisse, se um projétil atingisse uma pessoa, seria minha culpa ou de todo um conjunto de desequilíbrios sociais, ou simplesmente culpa de uma maldade ou da relação de poder?

Ora, muitos diriam que a culpa é apenas de quem puxou aquele gatilho, outros, arrastando os grilhões da culpa inerente diriam que meu ato foi o que desencadeou uma morte alheia. O fato é que eu ainda estava lá tendo meus materiais, um a um, subtraídos sem ainda saber o que fazer, afinal, como diria alguns cujas ideias datam do período paleolítico eu *"não fui macho o bastante para enfrentar"*.

Se sua curiosidade mórbida permitir, não narrarei os detalhes do terrorismo aplicado pelos assaltantes, ao invés disso, posso lhes dizer que sobrevivi "pronto para outra". Tão pouco cabe a mim descrever os meliantes para apaziguar outra de vossa curiosidade, afinal se conheço bem a cegueira da "justiça" que tanto é agitada na hora dos nossos almoços, qualquer depoimento acerca disso pode desencadear em linchamentos arbitrários. O "bom cidadão" adora promover uma versão truísta de justiça quando convém, portanto, acautele suas tochas e rastelos por um momento e continuemos.

- Saltemos então no tempo. Uma semana? Duas?

Caminhando pelo Terminal de ônibus de Pinhais e assim que encontrei um banco para me sentar lembro-me de puxar de minha bolsa uma prancheta e um lápis para rabiscar e tapear a demora do ônibus.

Meio-dia na TV da banca de cachorro-quente do terminal: O melhor acompanhamento para nossa refeição diária, um *showman* genérico de terno zurrando sobre mortes, fazendo chacota sobre direitos humanos com um conhecimento raso impecável de quem se formou com louvores em memes na Universidade do *Whatsapp*.

Lá estava eu, desenhando os mais diversos e bizarros personagens que habitam minha cachola até que uma senhora sentou-se ao meu lado.

Aquela senhora de boas vestes, cabelo bem cortado, semblante sisudo e perfumada tinha tudo para não me aterrorizar, mas começou furtando meu tempo com seu dedo em riste apontado para mim, e logo tentaria me furtar mais propriedades metafísicas:

"— *É por causa desses desenhos que os jovens não vão pra frente*".

Oi? — Pensei comigo com a alma cambaleante. Mas sem tempo de reação ela continuou seu discurso pronto e pré-fabricado, munida com sua arma da moral e bons costumes ainda engatilhada apontada para mim ornada com um belo esmalte róseo e anéis cromados:

"— *Os jovens ficam aí, achando que podem ficar pensando nesses monstros, nesses diabos e esquecem do mundo real, vocês são os responsáveis da bagunça que tá!*"

"*Vocês*"*?* Percebi que o mais sensato a se fazer era guardar meu material de desenho sem responder muita coisa, só esboçar um gaguejar patético daqueles que novamente transformam segundos em uma eternidade. Nisso, que azar, um dos meus desenhos já coloridos apareceu entre os papéis. Colorido até demais, diga-se de passagem, uma jovem bidimensional trajada com uma roupa com as cores do terrível arco-íris. *Ah pronto!*

"— *Vocês estão transformando nossas crianças em gays, vocês estão destruindo o mundo!*"

Me vi por um momento num trono sob uma pilha de sucatas através de um filtro sépia, EU o destruidor do mundo num futuro distópico, gargalhando portando algum artefato místico furta-cor de destruição em massa nas mãos, convertendo a tudo e a todos numa imensa comunidade LGBT, mas logo abandonei esse filete de imaginação paradisíaca para terminar de guardar minhas coisas e sair dali. Tão bem informada sobre fatores sociais quanto os *showmen*, aquela senhora se sentia coberta de razão com seu dedo apontado para mim, muito diferente do assaltante de semanas atrás que conhecia sua posição e caminha soturnamente para evitar o flagrante. A senhora bem-apessoada nem ao menos questionara suas verdades, apontava seu dedo carregado e se pudesse o disparava para salvar todas as crianças inocentes do planeta das garras dos artistas.

Me levantei e saí de perto sem pensar numa boa resposta, não olhei para trás enquanto aquela senhora ainda disparava projéteis verbais contra mim e ponderei sobre essa nova abordagem. Continuei sendo alvejado verbalmente pelas costas, temendo que os projéteis pejorativos respingassem em algum inocente. Novamente tentaram me subtrair, embora dessa vez tenha sido uma tentativa de arrancar pedaços do meu Ser, castrando minha criatividade, assegurando-me inseguranças, implantando culpas.

Na TV o *showman* questionava o caso de uma paciente ter morrido após um procedimento cirúrgico estético, alegando ser culpa da garota ter buscado tal fim. Eu segui, alvejado pelas costas, minha alma não escapou pelos buracos das balas, sigo inteiro, pronto pra outra, mas "*poderia ter sido o seu filho*" baleado pelo cidadão de bem na tentativa de arrancar-lhe os impulsos criativos.

Poderia ser o seu filho atingido pelo dedo rígido que imprime a culpa na alma e a faz crescer até sufocar.

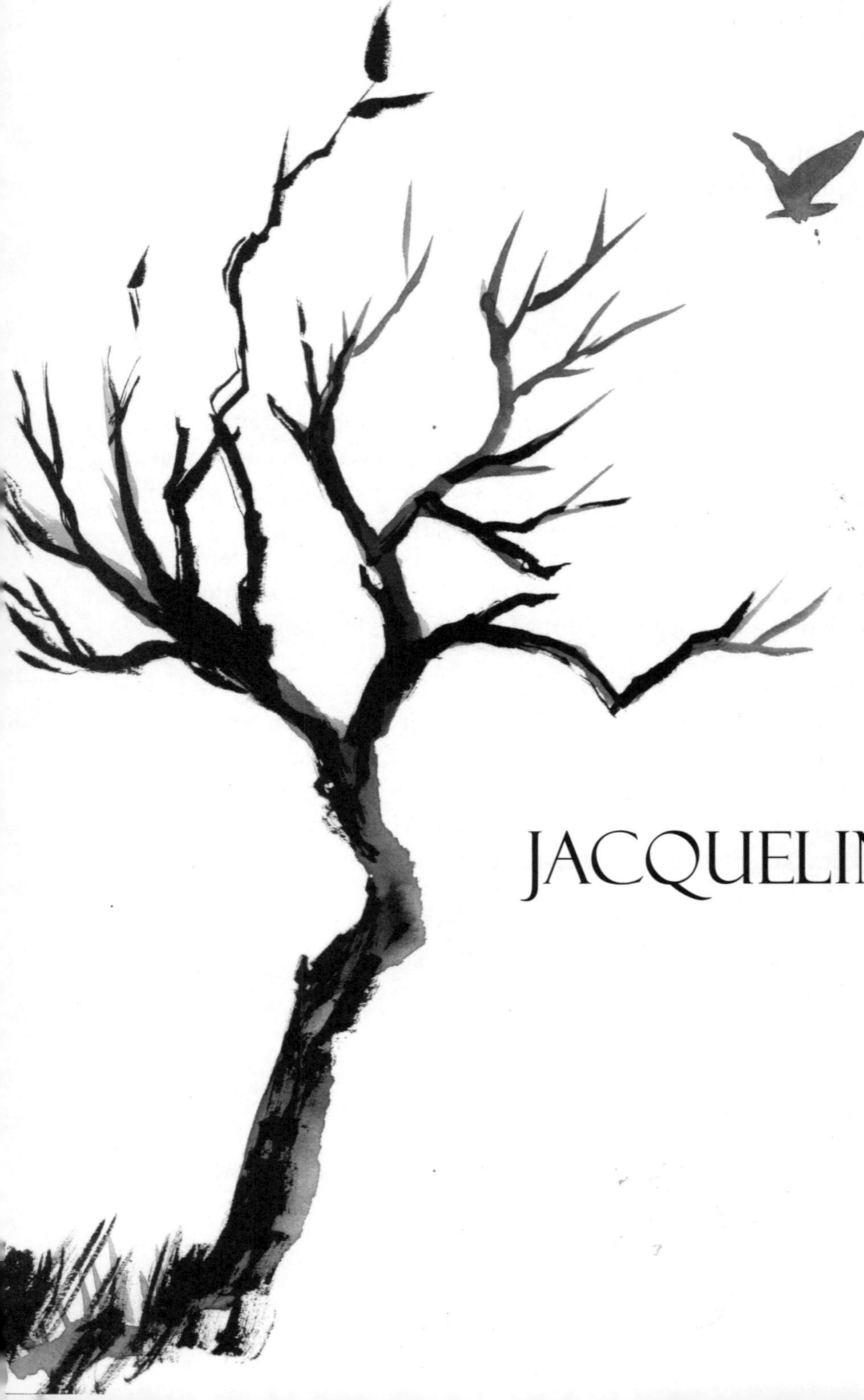

JACQUELINE

DE MATTOS

Para você, mãe, dedico minhas tentativas de escrita... Entre palavras e silêncio fica a sabedoria de perseverar e lutar sempre... até o fim. Do seu jeito ou de qualquer jeito aprendi com você importantes lições: resistir, não desistir, cair, levantar e ser forte. Obrigada.

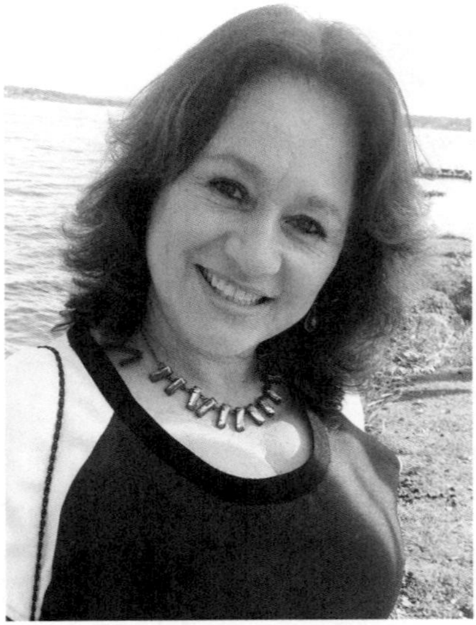

Jacqueline de Mattos *sempre teve palavras que a acompanharam e a encantaram, desde quando começou com os primeiros poemas na adolescência...no teatro... na caminhada enquanto mãe, professora e na literatura infantil. Nem tanto por escrever, mas para entender e desvendar o mistério que cada uma guarda quando encaixa-se nos contextos, busquei caminhos de revelação, de descobertas... O vasto mundo das artes escancarou trilhas e possibilidades que me deram o impulso para a compreensão do obscuro mundo mágico das palavras. Energia e sorriso sempre, fé e esperança, chorar como as crianças, enxergar na simplicidade a grandeza do belo, transcender o sofrer e crer que só estamos no começo.*

CHINELOS

Correção de provas até 1h30 da manhã. Pensei em dormir um pouquinho até 5h45, pois logo começaria o corre-corre e de novo chegar 7h30, inclusive com a entrega das provas corrigidas! Sim, porque eu já não aguentava mais todos os dias os alunos perguntando:

— Corrigiu professora as provas? Quanto que eu tirei? Teve nota 10? Teve zero? Fala, fala, fala profe!

Tocou o despertador e não acreditei! Já? Meu Deus do céu! Foi muito pouco meu tempo de sono, mas não dá mais. Tenho que ir.

Chamei minha filha. Sim, íamos juntas! Banho, roupa, material escolar, meus livros, cadernos. Café... Em cinco minutos passava o ônibus. Se não pegasse aquele, adeus! Chegaria muito atrasada. Descemos e fomos! E para variar mais uma vez, quase que perdemos. Todo dia era assim. No trajeto, um cochilo, uma conversinha, um abraço, um beijo de mãe e filha, de filha e mãe. Depois de uns trinta minutos a chegada ao destino que denunciaria um peculiar esquecimento da minha parte.

Que bom! Enfim na escola. Recepção no portão por uma multidão de alunos e alunas afoitos, não por ver a professora e nem por sentir saudades, mas pelo conteúdo que trazia em sua bolsa.

— Oi profe! Trouxe as provas? Cadê? Quanto que eu tirei? Minha mãe tá querendo saber. Quantos 10 teve e quantos zeros?

— Sim, eu trouxe! — E a gritaria no pátio foi inevitável.

Antes de iniciar as aulas, todos os dias eu passava rapidamente pela sala dos professores para pegar giz, apagador, diário de classe e encontrar as colegas. Cada uma com seu glorioso "bom dia" cheio de incentivo e força para dar conta de mais um dia.

Uma colega em especial chegou bem perto, me olhou de cima a baixo e questionou com ar de riso.

— E esse novo "look"? Calça, blusa, jaleco e... chinelo colega? Havaiana... bem confortável, mesmo. Não sabia que tinha sido liberado.

Senti o calor tomar conta do meu rosto. Continuei agindo normalmente como se eu soubesse o que havia acontecido.

— Pois é, e daí? Vim de chinelo!

Rapidamente olhei para baixo e visualizei meus pés calçados em um mequetrefe chinelo de borracha Havaianas, meio gasto já de tanto uso. Sim! Eu não acredito! Eu vim trabalhar de chinelos! Mas como isso aconteceu? Ainda se fosse um daqueles bonitinhos, dourado, com pedrinhas, tirinha colorida, enfim. Como teria ocorrido tal fato? Havia separado meu costumeiro sapatinho clássico para o trabalho, ao lado da cama. Esqueci-me de calçá-lo. Não é possível! Não é possível! Tudo isso eu pensei em questão de poucos segundos e ao mesmo tempo tentava elaborar uma resposta para a "atenciosa" colega.

— Menina, pois tive que vir de chinelo por causa de um calo bem aqui no calcanhar. Usei um sapato novo ontem e me incomodou.

Acabei vindo de chinelo e assim será até o fim da semana, até que sare totalmente. Ai que calo danado!

Não sei se convenci a colega, mas a experiência de trabalhar de chinelo foi no mínimo engraçada e confortável.

O CONVITE

Uma das coisas boas de trabalhar naquela escola era participar das famosas confraternizações que aconteciam e que congregava um grande grupo de pessoas. A Páscoa, Dia dos Professores, o Natal... Todos os segmentos se uniam e naquele momento não existia nenhuma espécie de diferença.

As festas começavam sempre com uma celebração formal. Depois a música, a comida, a bebida, o riso solto, a partilha de alegrias e desafios decorridos no período. Percebiam-se os grupos em conversas animadas, outras mais sérias, algumas em clima de emoção.

Mas para qualquer festa ou comemoração não pode faltar o convite, certo? E sem dúvida ele era entregue, muito bem escrito, encorpado em um estilo muito personalizado. O padre diretor Oscar encarregava-se de elaborar e entregar para cada funcionário. Enfatizava com insistência a importância de cada funcionário no evento. Fazia questão de localizar um a um e entregar os convites em mãos.

Sempre considerei aquela atitude muito simpática e elegante. Chamava-me a atenção sobretudo o conteúdo do convite com a inserção de uma palavra: "Conto com seu elã em nossa comemoração".

Ficava intrigada em saber o que seria "elã"...

Logicamente que não tive coragem de perguntar para o autor do convite. Já pensou demonstrar desconhecimento? E se fosse algo simples?

Perguntei para uma colega:

— O que será que é "elã" que está escrito aqui no final do convite? Ela, com um ar displicente, responde:

— Ah sei lá, só sei que vou à festa! Comida ótima e o professor de química vai!

Continuei intrigada. Fui até outra colega.

— Você sabe o que é "elã", que está escrito aqui no final do convite? "Conto com seu elã".

— Ah sei! Ela tá dizendo para trazer alguém junto. Teu marido ou namorado, entendeu?

— Claro que entendi! — Mas nem precisa dizer que não me convenceu, não é? Não era a resposta que eu esperava.

Então não suportei mais ficar na incógnita misteriosa da palavra. Dicionário na mão me surpreendi com o significado do termo... Então é para levar eu mesma, meu entusiasmo, minha presença, minha vibração... é para levar "eu". Olha só!

Senti-me importante e lá fui eu para a festa. Levei meu elã. Minha colega levou o marido e a outra começou a namorar o professor de química.

O FREIO AO CONTRÁRIO

O Natal sem dúvida é uma data que de modo geral encanta as pessoas de qualquer idade. Mas vamos concordar que combina direitinho especialmente com a infância. Enfeitar a casa, aguardar os amigos e parentes, esperar a chegada do Papai Noel, preparar comidas saborosas e especiais, receber o presente tão esperado gera uma expectativa positiva e muita alegria.

E por falar em presente pensemos no poder que ele exerce na vida de uma criança. A partir do segundo semestre a família começa suavemente perguntar às crianças:

— O que você quer ganhar no Natal?

E quando as coisas não caminham muito bem quanto à obediência aos familiares em casa, ou as notas na escola não estão em alta escala a conversa muda do tom carinhoso para uma ameaça:

— Sabe o presente de Natal que você pediu? A cada dia que passa está mais difícil de conseguir. Desobediente e com estas notas? Nem pensar!

E começa uma maratona de esforços para a conquista do sonhado presente. Crianças obedientes, deveres de casa realizados e médias escolares em alta.

Eis então que surge na noite mágica natalina, ela envolta por um laço gigante, vermelha, imponente. A bicicleta! Dei uma volta para observá-la e entre o entusiasmo e a indignação detectei um grande defeito: não tinha freio!

— E agora não tem freio!

— Ei gente! E agora não tem freio!

— Tem sim senhora! Falou meu pai. É um modelo novo. O freio funciona pedalando para trás. Não é de apertar junto com o guidão. Quando quiser frear pedale para trás, não esqueça tá?

Claro que eu não iria esquecer! Modelo novo, moderninha a bicicleta vai chamar a atenção de todo mundo!

Devagar no começo até me acostumar lá fui eu me aventurar pelas ruas. Na certeza de domínio do novo modelo da bike, resolvi encarar uma descidinha. Mas era uma decidona longa e apavorante. No começo senti um friozinho na barriga, mas dessa sensação para o desespero foi um pulo. Perdi o controle e a velocidade aumentou e comecei a gritar, afastei as pernas e chorava pedindo socorro na rua. Vi rapidamente que tinha gente rindo, outros espantados, e a bicicleta quase que virava, quase que tombava, quase que rodopiava, quase que não era bicicleta mais e sim um objeto voador com rodas...

Não precisa nem dizer o que aconteceu, certo? Esborrachei-me no chão, esfolada, ralada, joelho sangrando. Levantei chorando muito e continuei de cabeça baixa, pois estava morrendo de vergonha dos olhares das pessoas. Percebia que tinha gente rindo e comentando:

— Coitada...não freou em tempo.

Tive que encarar o sofrimento e ir para casa na certeza de que além de ter me esborrachado no cascalho, ainda ia escutar da minha mãe e de meu pai um sermão daqueles.

Enquanto caminhava lentamente e empurrava a bicicleta li o nome da rua em que levei o tombo: Ladeira das Evidências. Fiquei pensando no meu universo de criança o que seria "evidências". Depois de um tempo entendi que era evidente que se eu não freasse seria fatal.

Lembrei finalmente de um detalhe que fez toda a diferença para eu despencar na Ladeira das Evidências:

— Ah não! O freio! Pedalar para trás...não esqueça!

Esqueci...

COMPLEXAS PALAVRAS

Já fazia muito tempo que as aulas de língua portuguesa deixaram de ser aqueles momentos lúdicos de contação de histórias pela professora, livros coloridos, alegres e ilustrações divertidas. Bons tempos...

Com o passar dos anos, tanto os livros como as aulas e professores de português adquiriram um perfil sisudo, sério, cheio de objetivos e intenções, de fato, uma verdadeira chatice. Aquela leitura prazerosa de textos de aventura e de poemas suaves se perdeu. Exercícios, regras, acentos e significados... estudar nossa língua era preciso.

Definitivamente piorou com a chegada do segundo grau. Entre uma vontade imensa de dormir, um livro composto de infinitas páginas e uma grande quantidade de tarefas, decorriam as aulas de português.

— Precisamos melhorar nossa oralidade, ampliar vocabulário, compreender a intencionalidade da língua, valorizar nossa diversa cultura de vocábulos que recebeu influência de muitos povos. Assim explanava com veemência, o lendário professor de português, Pasqualini.

A turma era composta de 32 alunas, curso de magistério, e decididamente ninguém estava nem um pouco interessada em compreender a complexidade, a riqueza e estrutura da língua portuguesa. Os interesses eram outros, bem diferentes do que o professor Pasqualini gostaria. Revistas de moda, poemas com juras de amor eterno, as tendências de maquiagem, o menino mais bonito da última festa, planejamento do final de semana...

— Moçoila, sente-se direito!

— Hahahahaha! Moçoila? Que palavra é essa professor?

— Moça, menina! Não sabia?

— E por que o senhor não fala de forma mais simples? Ninguém usa essa palavra.

— Então devo falar menos prolixo?

— Nossa como escreve isso?

— P R O - L I - X O ! Escreveu ele no quadro.

— Parece "pro lixo", vai pro lixo logo! Palavra difícil. Que chato!

— Não moçoila, prolixo significa complexo, só isso! Vamos tergiversar que o rumo da aula se modifique.

— Professor, tá difícil! Como vamos entender tantas palavras difíceis que você fala?

— É lúgubre o desconhecimento das moçoilas! Mas vamos... abram os compêndios para iniciarmos as aulas!

— Seriam, por acaso, professor, os livros?

— Sim, isso mesmo!

— Finalmente alguém acertou algo nesta aula.

— Vamos, moçoilas, em frente! Estudemos para aprimorarmos os conhecimentos e não nos tornamos obsoletos.

— O que? Ai não professor! Isso tá demais, hem? Não vamos conseguir acompanhar seu vocabulário.

— Assim ficará difícil desenvolver uma aula de qualidade com essas brincadeiras insólitas, protestou Pasqualini.

— É professor, isso é inexorável!

Silêncio na turma. Quem foi que falou? Os olhos percorrem curiosos pela sala.

O professor levantou seu olhar para identificar qual de suas alunas teve a audácia de pronunciar uma palavra à altura das suas. Sempre fez questão de querer ser o único que encabulava a todos com tão alto nível vocabular, de que lhe dessem o título de erudito.

A aluna, uma garota de aproximadamente 16 anos, que no alto da sua empáfia olhou para ele e disse:

— Eu leio, leio muito! Descobri seu segredo, professor. Todos podemos estar à sua altura. Basta diligência e labor.

— Xiiiiii. Vai começar tudo de novo!

MANA LUCENA

SUAREZ

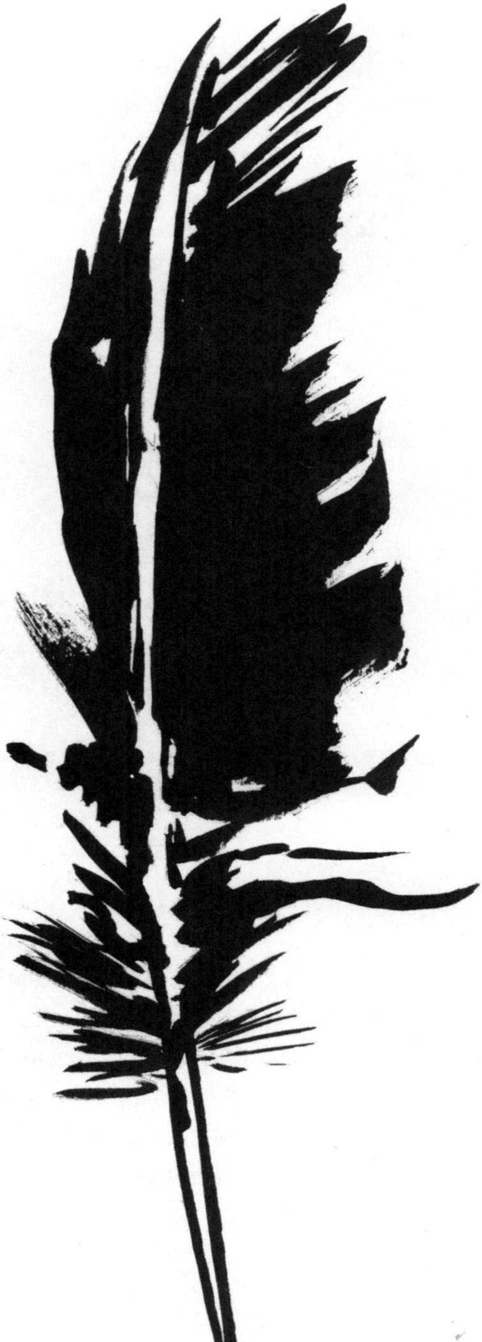

Agradeço a todas as pessoas que me incentivaram, motivaram e possibilitaram minha participação nesta obra. Agradeço à minha família pela paciência, aos meus professores pela dedicação e a Deus pela oportunidade. Agradecimento mais que especial ao meu tio, Luis Alberto González, que sempre acreditou em mim e plantou no meu coração a vontade de escrever.

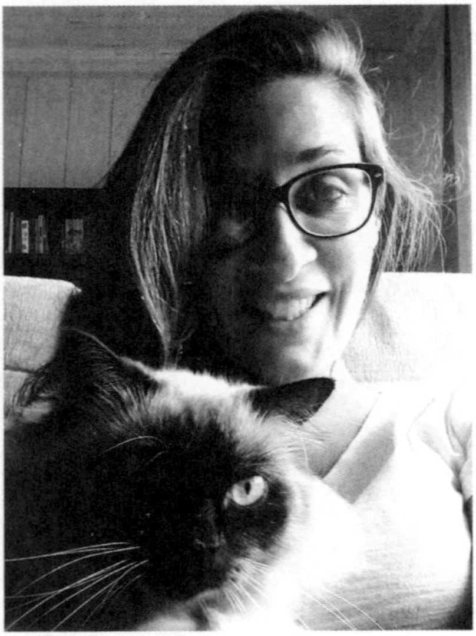

Mana Lucena Suarez

Sou metade brasileira, metade uruguaia.
Metade gaúcha, metade curitibana.
Metade mãe, metade filha.
Metade ataques de riso. Metade choro sem fim.
Metade medo, metade coragem.
"Metade de mim é amor
e a outra metade também".

CARROTERAPIA

Eu sempre acreditei que dá pra saber um pouco sobre as pessoas pelo calçado que elas usam, pela forma como tratam o garçom, pelas músicas que escutam e pelo jeito como dirigem. Aliás, acho que as melhores pessoas do mundo são as que não dirigem e, em um nível abaixo, quase empatado, vêm as pessoas que andam de bicicleta. Um dia volto a falar sobre isso. Quero focar nas pessoas que dirigem, especificamente no modo como dirigem.

Já perceberam como algumas pessoas se transformam quando estão dentro de um carro e acabam colocando pra fora um lado da personalidade que não costumam revelar? Não falo dos passageiros. Os passageiros são sensacionais. Estão sempre de olho em tudo. De olho em como o céu está lindo. Em como aquele prédio está sendo construído tão rápido. Em como aquela rua é tão cheia de árvores. Em como aumentou a população de moradores de rua ultimamente. Quase sempre apontando e tentando chamar a atenção do motorista pra essas coisas.

E os motoristas... ah, os motoristas... esses serem deveriam ser estudados. Freud deve ter deixado alguma explicação sobre o que acontece na cabeça de quem senta atrás do volante de um carro. Inclusive, se ainda não pensaram nisso, fica aqui minha ideia pros estudiosos da mente humana: observem esse fenômeno e fiquem atentos ao que se passa na cabeça dos moNStroristas.

Esses tempos conheci a vó de uma amiga. Que amorzinho aquela senhora. Um doce. Fazia uns pães deliciosos. Tinha uma voz meiga e baixinha, típica de vó. Mas era só ela entrar no carro pra dirigir que parecia ter entrado em uma cabine de transformação, como a do *Superman*, mas ao invés de sair pronta pra salvar o mundo, ela virava a pior das vilãs.

Claro que sempre tem exceções. O meu tio é uma dessas exceções. Fora do carro ele é bem inquieto, agitado, faz mil coisas ao mesmo tempo, fala alto, xinga se for preciso. Mas ao assumir o volante de um carro, anda a 40 km por hora, conversa calmamente, conta várias histórias. Muitas vezes, tamanho envolvimento com as histórias, leva várias buzinadas no trânsito, porque esquece que precisa acelerar enquanto fala. Uma vez eu e uma amiga aceitamos o desafio de ir com ele em uma viagem de carro até Florianópolis. Chegamos ao destino com milhares de histórias e bunda quadrada. Levamos nove horas em uma viagem que levaria no máximo 4 horas. Mas, como eu disse, isso é exceção. Serve apenas pra reforçar que, seja pro bem ou pro mal, um carro transforma as pessoas.

Uma vez conheci um cara. Assim como a vó da minha amiga, ele também era um amor, um doce... engraçado, sempre solícito. Um verdadeiro príncipe.

Começamos a namorar. Eu tinha carro, mas não gostava muito de dirigir, então toda vez que saíamos eu passava a chave pra ele. Mal ele entrava no carro e já se transformava em uma espécie de fiscal, vigia, instrutor, superintendente de trânsito. Era assustador! — Meu Deus, olha o cara fechando o outro! Gritava e buzinava ao mesmo tempo, tentando resolver uma situação que nem era com ele. — Olha ali, que tartaruga... Anda lesma! E gesticulava obscenidades pra alguém que poderia até ser meu tio. E o tempo todo era assim. Dá-lhe buzinas, xingamentos e autoelogios sobre sua performance em um automóvel. E eu só queria ouvir umas músicas boas, conversar sobre a vida, dar umas beijocas no sinal vermelho e chegar aonde tinha que chegar. Impossível! O nível de fúria impedia qualquer troca que não fosse a de marchas e de palavrões (e que repertório ele tinha). A mim, cabia a troca de estação no rádio, pra ver se achava uma música pra cantar junto, bem alto, e abafar aquele show de horrores. Eu até vinha pensando na possibilidade de trocar de alianças, mas com tudo isso buzinando na minha cabeça, troquei foi de namorado.

CEGUEIRA CRÔNICA

- E aí vocês vão olhar pra tudo, visando a escrita de uma crônica – disse a professora, finalizando a aula.

Nessa hora já foi me dando uma cegueira repentina. A sensação foi como se tivessem apagado as luzes do mundo. Tudo escuro. Olhava, mas não via nada.

Sei lá por que, mas isso sempre me acontece. Meu corpo reage ao contrário e faz tudo que não deveria fazer. Se eu preciso me apressar muito pra chegar em algum lugar, por exemplo, meu corpo trava e entende a mensagem de: Calma! Devagar aí! Pra que a pressa? Se eu preciso acordar muito cedo, lá vai minha mente e meu corpo se atrapalhando na troca de informações: ei, dorme mais. Ainda nem descansamos! Por favor, mais cinco minutinhos! E dá-lhe ativar a função soneca do despertador do celular. Mais cinco minutinhos. Mais cinco. Mais cinco. E já era, passou a hora. Bota mais um atraso na conta, por causa da falha de comunicação. O engraçado dessa coisa dos atrasos é que, mesmo que eu me prepare duas horas, dois dias ou dois anos antes de um compromisso, eu consigo me atrasar mesmo assim. Sempre sou a descabelada, suada, que chega correndo nos compromissos. O que acontece é que se eu fico pronta muito antes e ainda tem uns 5 minutos, eu considero que ainda tenho muuuito tempo e que eu poderia aproveitar esse tempo pra, por exemplo, construir uns prédios ou mudar o percurso de um rio. E aí dá no que dá!

Mas poxa, eu tinha que escrever aquela crônica... não era uma boa hora pra esse tipo de mal-entendido. Aí lembrei que meu pai é um pouco melhor do que eu no quesito pontualidade. Lembrei também que ele, apesar de ter uma visão meio quadrada, poderia me ajudar a olhar (feito um Santiago Kovadloff ajudando o menino Diego). Ele estava fazendo um tratamento pra uma catarata, descoberta recentemente. Imaginei que alguém que anda por aí com Cataratas nos olhos deveria ter um olhar bem diferenciado, expressivo, encharcado de boas ideias pra compartilhar. Nós normalmente conversamos bem pouco, então, ao invés de perguntar, fui atrás do colírio que ele vinha usando. Poxa, um colírio capaz de secar as cataratas poderia muito bem eliminar de vez essa minha cegueira repentina e me ajudar a ver as coisas com olhar crônico. Encontrei o colírio. Como faço sempre, antes de usar qualquer medicamento, resolvi dar uma consultada na internet, pra ver o que o Dr. Google tinha a dizer sobre a tentativa de voltar a ver, usando remédio dos outros. Na primeira busca apareceu: colírio é igual escova de dente: cada um precisa do seu para evitar contaminações. Já era. Não ia ter jeito. Essa frase ficou martelando na minha cabeça. Eu que não ia querer me contaminar com olhar alheio. Ainda mais o olhar do meu pai, que é bem diferente do meu.

Ainda se fosse o olhar do meu Tio. Ele sim poderia salvar a situação. Nós dois tínhamos olhares parecidos, mas ele tinha um jeito único e especial de olhar pras coisas da vida. Um olhar positivo, bem-humorado, poético, criativo. Todos os ingredientes que eu precisava pra uma boa crônica. Mas, infelizmente, ele tinha acabado de falecer e essa hipótese estava descartada.

Foi aí que comecei a olhar loucamente pra tudo, tentando ver. Eu tinha que ver! Buscava por grandes acontecimentos. Comecei a ler as notícias de todos os jornais acreditando que lá eu encontraria uma catarata de possíveis crônicas. Lá seria muito fácil olhar e ver. Quanta coisa boa poderia sair de uma boa olhada pra uma notícia de jornal, não é? Pois é. Mas não vi nada.

Foi aí, que sem mais nem menos, minha mãe apareceu com algumas coisas que eram do meu tio. Ele não tinha grandes coisas. As coisas que ele tinha cabiam em uma pequena caixa. Então, calmamente, ela tirou de dentro daquele pequeno baú de tesouros do meu tio, o objeto que seria a salvação de tudo: seu estojinho de óculos!

Imediatamente coloquei seus óculos, imaginando que finalmente veria as grandes coisas que esperava ver, e pra minha surpresa, quando olhei, vi tudo pequenininho. Tinha descoberto o segredo do meu tio e o segredo que eu mais precisava descobrir: as crônicas estão nas pequenas coisas!

SALVA PELA PÁTRIA

Sempre acreditei em todos os seres fantásticos da infância. Os bonzinhos, como o Coelho da Páscoa e o Papai Noel, e os não tão legais, como o Velho do Saco e a Cuca.

Lembro claramente das noites que antecediam à chegada do coelho. Como dormir tranquilamente sabendo que na manhã seguinte teria uma caça aos ovos? A vontade era de ficar acordada a noite toda e pegar aquele sapequinha no pulo. Mas era melhor nem tentar, porque numa dessas corria o risco de cruzar com a cuca ou o velho do saco... e desses eu queria distância.

E o Papai Noel? Que bonzinho que ele era. Como criança pobre que fui, me alegrava saber que ele vinha no Natal, sem falta, trazer o único brinquedo que eu ganharia no ano. E ele não era tão cheio de suspenses como o Coelho da Páscoa, que nunca podia ser visto. Papai Noel aparecia uns dias antes, abraçava, entregava balinha, ouvia nossos pedidos. Só não era visto na noite de Natal porque, afinal, tinha muito trabalho pra fazer.

Era tudo muito mágico. É triste pensar que em algum momento da vida essa magia some. Qual é esse momento em que a gente deixa de acreditar? Que botãozinho se aperta dentro de nós, que faz com que os olhos se abram pra realidade chata de que os presentes e os ovinhos são comprados?

Realmente não sei como aconteceu comigo, mas minhas primas sabem dizer ano e local em que a farsa sobre o Papai Noel foi arremessada como um míssil. Era um Natal de 88. Não gostaria de revelar minha idade assim tão bruscamente, mas eu tinha nove anos. Nove anos é, definitivamente, uma idade em que a magia sobre a existência do bom velhinho já está encaixotada, para a maioria das crianças.

Minha mãe e minha tia conversavam abertamente na minha frente sobre a compra dos presentes. Minha tia pretendia realizar o grande sonho das filhas, de nove e onze anos, comprando uma bicicleta pra cada. Acontece que esse presente tinha sido encomendado por elas ao Papai Noel. Sim, elas não faziam parte da maioria e sim, elas esperavam ansiosas pela chegada dele em um trenó puxado por renas na noite de Natal, quando receberiam os presentes que solicitaram por carta endereçada ao Polo Norte.

Finalmente chegou a grande noite. Tudo pronto e organizado. Família reunida para a ceia. Crianças brincando felizes. Simone de terninho branco cantando 'Então é Natal' no musical de Natal da TV. Humanidade em festa pelo fim da Guerra entre Irã e Iraque, depois de oito anos. Até que eu, sem entender muito sobre a importância de se preservar o encantamento infantil, uma vez que o meu já tinha sido violado, anunciei, ao som de trombetas: Papai Noel não existe!!! Nossas mães compraram esses presentes!!

'De repente do riso fez-se o pranto'. Em segundos a ceia de Natal mais parecia um velório. Um silêncio sepulcral invadiu o ambiente festivo. Até o leitão deitado na mesa arregalou os olhos na minha direção. Pensei em levantar e sair correndo, mas, no mesmo instante, Simone parou de cantar e entrou a vinheta do plantão de notícias. Pensei, pronto! Virei notícia extraordinária. Vão anunciar ao mundo que estraguei o Natal da família.

Nessa hora a família inteira correu pra frente da TV. Quase fui pisoteada. Todos pareciam comemorar algo que eu não entendia muito bem. Achei um exagero tamanha alegria por causa do lançamento de um livro que uns senhores engravatados seguravam orgulhosos. O título era Constituição.

CONTO DE FADAS

Há alguns meses o ritual se repete. Diariamente. Diariamente, só que à noite. Noturnamente.

A noite chega. Brincamos um pouco. Dou janta. Dou banho. Coloco pijaminha. Ajudo na escovação de dentes. Coloco na cama.

A sequência ideal e perfeita seria: dou um beijinho de boa noite. Apago a luz. Fecho a porta e vou para o meu quarto, na certeza de que só vamos nos ver novamente quando a manhã chegar. Ah, como seria bonito. Como seria mágico.

O que realmente acontece é que basta eu colocar meu filho na cama, que o sono desaparece e se transforma em conversas, das mais estranhas e inesperadas. Isso depois dele pedir água, inventar uma fome de última hora e pedir pra fazer um xixi imaginário.

- Quando você morrer eu vou ficar sem mãe? Ou você nasce de novo na minha barriga? - nunca sei aonde ele quer chegar com essas perguntas, se devo responder ou fingir que não ouvi. Independente da minha decisão, logo ele vem com outra, e outra e mais outra. Se eu respondo, o assunto se prolonga, se tento cortar a conversa, ele começa outra.

Sempre imaginei que um dia alguém fosse me perguntar: como vai a vida de mãe? E eu responderia, sorrindo, cabelos bem penteados, unhas feitas, um olhar brilhante, sem olheiras: nem nos meus melhores sonhos tive uma vida tão perfeita, tranquila e previsível.

A grande verdade é que não dá tempo nem de sonhar. Tenho a sensação de que o dia amanhece assim que me deito. E essa é só uma das milhares de coisas que se modificam na vida de uma mulher quando ela se torna mãe.

Uma noite dessas levei meu filho pro quarto, depois de ter subido uma escada com ele no colo. Coloquei ele na cama com todo cuidado pra que não acordasse e já ia apagar a luz, quando ele falou:

- Mamãe... um dia você me leva pro Rio de Janeiro?

Tem sido assim. Noite após noite. Por que ele não puxa esses assuntos pela manhã?

Desconfio que ele tenha um pouco de medo de dormir. Desconfio também que esse medo tenha surgido depois que inventei, com a melhor das intenções, uma fada que aparece depois que a criança dorme e leva embora todos os brinquedos que ficaram fora do lugar. Adoramos o encantamento dos contos e além das fadas das histórias, eu gosto de inventar. Tem a Fada do Aniversário e a Fada do Dia das Crianças (são elas que trazem presentes nestas datas), a famosa Fada do Dente e, por último essa Fada sem nome, que é uma espécie de fiscal da organização.

Essa falsa fada surgiu numa noite em que ele não estava querendo guardar os brinquedos. Depois de várias tentativas tradicionais resolvi apelar:

— Miguel, se você não guardar suas coisas, vai vir uma Fada enquanto você dorme e vai levar embora todos os brinquedos que ficarem fora do lugar.

Ele ficou meio desconfiado, mas falou:

— Fadas não existem!!!

Nessa hora me deu até uma palpitação. Como assim? Até ontem ele acreditava e se encantava com todas as fadas. Esse era um recurso importante e infalível. Fiquei pensando se eu tinha colocado a perder a magia e o encantamento, inventando uma fada não tão legal. Então respondi com firmeza:

— Existem sim!

Pra reforçar minha resposta, usei o argumento de que várias histórias perderiam o sentido se as fadas não existissem. Até citei algumas histórias com fadas verdadeiras, como a Cinderela e a Bela Adormecida e mostrei no livro, apontando a imagem delas.

Não convencido ele disse que aquelas histórias eram todas inventadas, que nenhuma daquelas pessoas existiam, que fadas não existiam e fechou dizendo: você está mentindo!!!

Sem saber muito o que fazer, já que todo o encantamento das histórias parecia ter ido embora pra sempre, eu disse:

- Que feio falar isso. De onde você tirou que eu estou mentindo?

E ele:

- Seu nariz está crescendo!

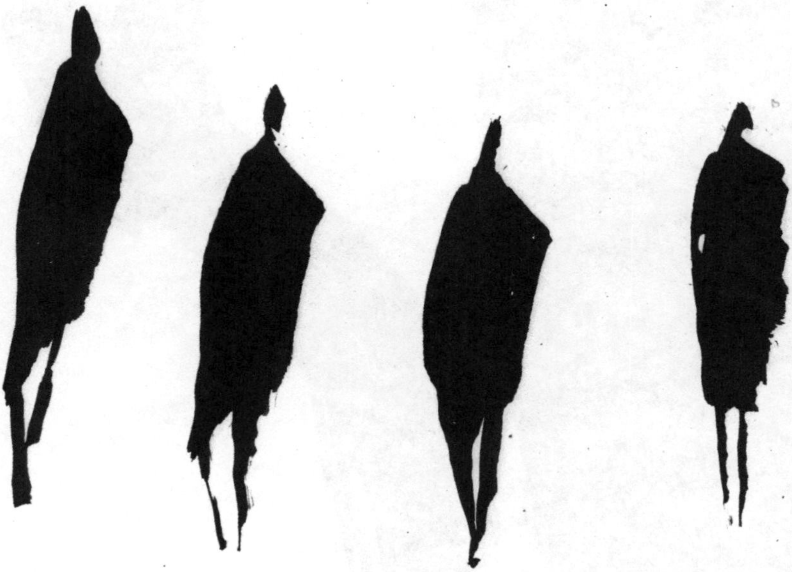

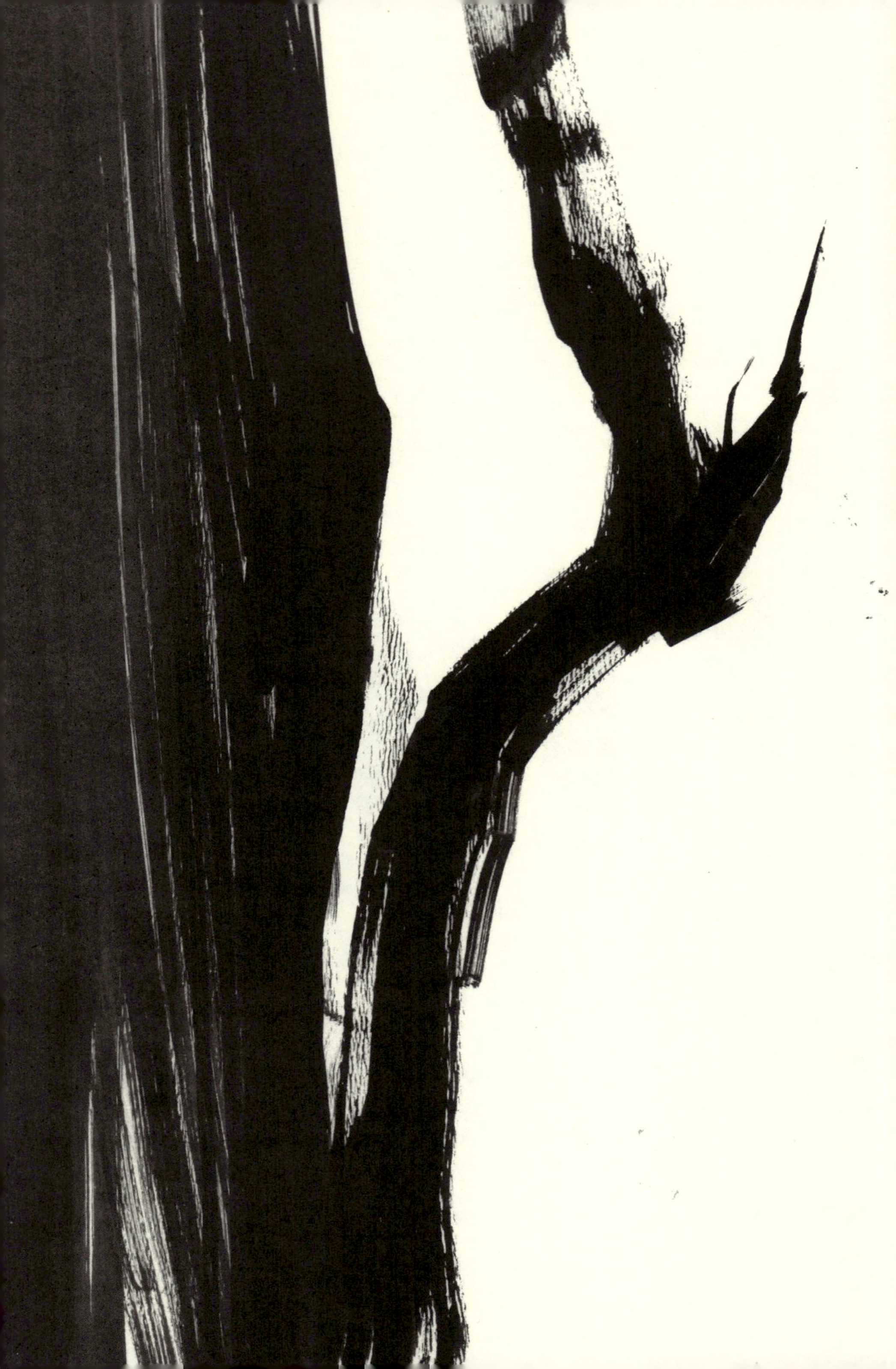

RAFAEL S.
RIBEIRO

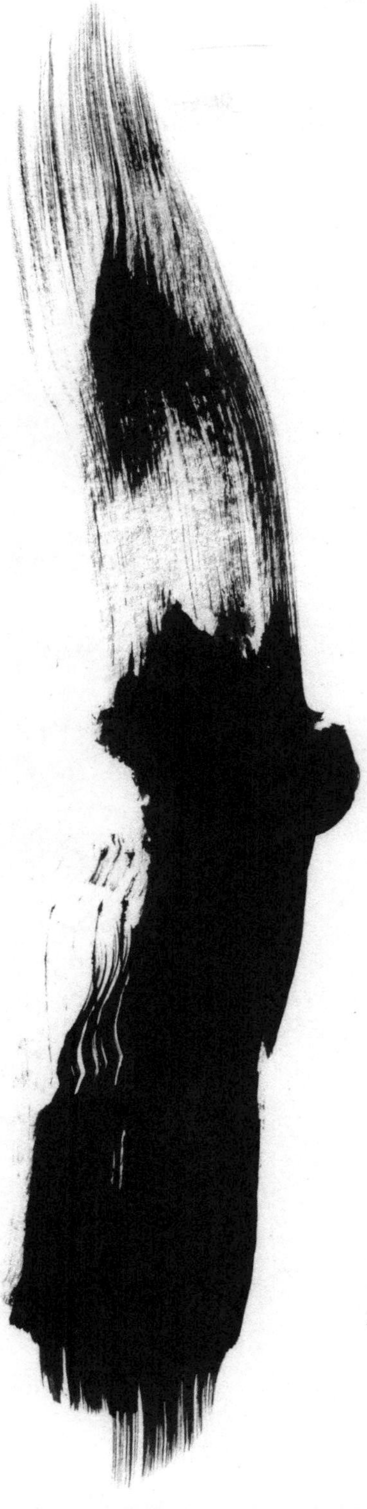

Aos professores: os que passam pela minha vida, e ao que eu quero me tornar.

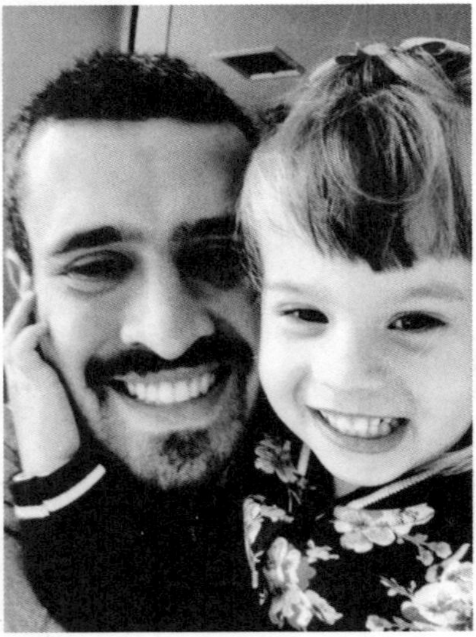

Rafael S. Ribeiro *é carioca na certidão e curitibano de adoção. É engenheiro de profissão e escritor por inspiração (e transpiração).*

A MOSCA É POP

Amigo leitor, eu desconheço sua disposição para séries de TV americanas, mas tenho que começar essa crônica lembrando do penoso episódio da mosca em Breaking Bad (que por sinal é uma das melhores séries de TV a que já assisti). Walter White, professor de química meticuloso, mas também traficante e desenvolvedor de metanfetamina passa um episódio inteiro (de quase 50 minutos) tentando, com auxílio de seu ajudante Jesse Pinkman, matar uma única mosca que adentrou seu amplo laboratório. O episódio tem pouquíssimas falas e mostra as três personagens (os dois homens e a mosca) se digladiando, sob diversos ângulos de filmagem: ora o dos atores, ora o ponto de vista do inseto.

Tenho sérias dúvidas a respeito da motivação que teve o roteirista criador desse episódio. Eu consigo pensar em duas explicações, opostas, mas que me parecem verossímeis: a primeira, simples enrolação para preencher a temporada, resultado de interesses puramente comerciais e contratuais. A segunda, e a que gosto de pensar ser o real motivo, é a representação poética de um episódio muito chato e repetitivo.

Explico: o sentido do episódio seria o de ilustrar a loucura que começava a acometer e atormentar as personagens que se descobrem em um caminho sem volta do mundo perigoso e ameaçador do tráfico de drogas. Mas confesso que me perguntei várias vezes se existe motivo verdadeiramente válido – em nome da arte ou de coisa que o valha – para obrigar o fiel espectador a assistir a um episódio de tédio. Finalmente, reconheço o mérito contraditório desse intento tão monótono: o de vir a se tornar uma referência pop. Contraditório, pois, por ser muito chato, é pop. Pop, porque fica marcado por muito tempo em nossa memória, virando, quem diria, "referência cultural" para conversas de bar entre os amantes da série.

Eis que um dia desses me sento para escrever; buscava, tal qual qualquer escritor que se preze (iniciante ou não), uma inspiração para um texto que se torne pop, um texto que conquiste multidões. Sozinho, silêncio e concentração...

"Zzzzz."

Susto! Viro cadeira, corpo, rosto e olhos, todos ao mesmo tempo; e logo o barulho passou. Será que estou ouvindo coisas? Só me faltava essa agora! Retorno, devagar; ajeito-me na cadeira, olho novamente para a tela do computador...

"Zzzzz!"

Que diabos! Eu acho que a abiogênese pode ser plausível, afinal! Parece que em todos os momentos de silêncio e concentração uma mosca varejeira brota, nasce e cresce instantaneamente, dentro do plafon no teto do meu quarto.

Desconcentrado, encaro-a. Vem a minha mente a imagem dos vários super-heróis japoneses das décadas de 80 e 90, parte da minha infância: Jaspion, Ultraman, Daileon... não, esses não eram insetos... ah, sim!: Black Kamen Rider, com aqueles olhos vermelhos de mosca... oh, não! Segundo o Google, ele era baseado em uma barata! Seja como for, minha companheira – zonzoneando e me irritando – também me encheu de ideias! Oras!, estando ela no plafon do meu quarto ou pousando na minha sopa, chego a uma conclusão óbvia: pop, mesmo, é a mosca!

CARIMBOS

Uma forma de se lembrar da própria vida é através das marcas que colecionamos em nossos corpos. Há cicatrizes que tatuam o exterior da nossa pele e manchas internas esclarecidas apenas com a ajuda de chapas de raios-x. Não menos importantes são as marcas que nos acompanham por um momento passageiro, como um carimbo de ingresso ao evento transformador da fase de nossas vidas.

Pois bem, os recém-nascidos são retirados (de forma às vezes tranquila e outras nem tanto) daquele espacinho confortável, quentinho e escuro que resumia todo o seu universo há poucos meses para, em seguida, receberem seu primeiro carimbo, o com formato de mão de médico; aquele que faz chorar e sentencia: bem vindo, aqui começa sua vida, chora para respirar, mas logo pare de chorar porque isso não é nada perto das marcas que ainda virão.

Na primeira infância o carimbo vem na forma de dentes e unhas, é quando estamos conhecendo nossos corpos, os corpos de nossos coleguinhas e aprendendo na prática (e com dor) porque, afinal, o canibalismo é proibido! Deve ser ali que estão os primeiros vestígios da tendência de alguns ao bruxismo, afinal, os compulsivos por mordidas devem carregar toda sua vontade reprimida à idade adulta, descontando-a nos próprios dentes quando estão dormindo.

O início da adolescência é uma fase à que é quase impossível passar ileso. Geralmente as crianças são inconsequentes – ou, talvez, não muito inteligentes. Digo isso por experiência própria, caro leitor, para que você não me julgue um simples preconceituoso para com nossos jovens. Estava eu vendo a neve fresca pela primeira vez, em Bariloche, um verdadeiro privilégio para um menino de então 15 anos recém completados. Meu irmão e meu (ir)responsável naquela viagem, com apenas 23 anos, ao ver um lindo monte de neve fresca logo me incentivou a que me jogasse sobre aqueles alvos e fofos flocos. Não pensei duas vezes, nem mesmo para refletir o porquê de ele mesmo não querer fazer como me sugeria, afinal, aquele era um convite irresistível a qualquer pessoa. Resultado: sob a fina camada macia, um tanto de pedregulhos! Minha marca foi um derrame articular no joelho direito – não se assuste amigo leitor, pois, apesar do nome apocalíptico, significa nada mais que um edema que retém líquido na região, me causando desconforto em atividades de maior impacto – que vai me acompanhar e me lembrar do aprendizado de sempre desconfiar do que meus olhos veem.

No fim da adolescência e início da vida adulta o carimbo é sentimental, geralmente deixando suas cicatrizes e marcas em nossa essência. Uma morte, uma perda material, o fim de um relacionamento. São marcas de evolução que, apesar de invisíveis, também nos acompanharão até o final da vida, pois nos moldam em quem viremos a ser.

– E sobre as próximas fases? – você me pergunta. Nada sei salvo o que li nos livros, pois minha idade ainda não se deu a descobrir – eu te respondo. Mas digo que, dia desses, descendo uma escada apertada, eu bati a cabeça contra uma viga mal alocada. Doeu, fez um pequeno galo que logo desapareceu. Porém, uma marca ficou: marca de ator, de pintor, de poeta e escritor. Assim foi que a arte, em minha vida entrou, tudo aqui transformou, revirou e rimou.

GENIOSIDADE INFANTIL

Todo pai e mãe têm histórias impagáveis sobre seus filhos. A pouca vivência e a enorme curiosidade dos pequenos são motores que impulsionam essas maquininhas de fabricar histórias engraçadas. Pode-se esperar por uma ou por muitas, é só questão de tempo. Eu ainda não tenho os meus, mas, no papel de tio – inicialmente conferido a mim pelos filhos dos meus amigos, e, em grande parte, por conta de meus cabelos grisalhos – colecionar tais histórias passa a ser um deleite.

Minha própria sobrinha, a Giovana (de quase quatro anos), recentemente passou o feriado em um hotel fazenda. Mas não um hotel fazenda qualquer, era daqueles completos, com todos os tipos de animais que uma criança pode conhecer, com lago imenso, piscina aquecida e até mesmo instalações de arvorismo kids. E, justamente, ao cruzar uma ponte pênsil feita de cordas, com piso de ripas de madeira estreitas e espaçadas – e essa é a graça do desafio – ela para, dá um suspiro profundo e roga: "Deus me ajude!". E depois termina tranquilamente sua travessia na ponte, disposta a apenas vinte centímetros de altura do chão!

Juro que não entendo como as crianças fazem tão boa associação do que escutam, transportando frases para outros contextos! Melhor ainda são as explicações extremamente lógicas que se formam em suas cabecinhas. Em Bogotá um professor de educação infantil montou, com seus alunos, um dicionário com a visão das crianças para o significado de diferentes palavras; nele, "branco" é "uma cor que não pinta". Isso é óbvio: quando todos os papéis que você usou para pintar ao longo de sua curta vida são da cor branca, um lápis de cor branco parece mesmo bastante inútil! E a busca de utilidade para objetos incomuns é uma das coisas que mais rendem histórias engraçadas, como, por exemplo, a protagonizada por uma amiga minha e seu filho Pedro, na época com uns 5 anos de idade.

Eis que em um dia frio, típico de Curitiba, os dois estavam sozinhos em casa. Pedro era um menino muito curioso, inteligente e imaginativo: todos diziam que ele era avançado demais para sua idade. Tal era que, naquela manhã, ele queria porque queria uma algema, afinal, nenhum policial que se preze é um bom policial se não contar com esse acessório indispensável. Até então ele não possuía nenhum brinquedo com essa forma; talvez ele ainda fosse muito pequeno para brincar de policial. Sua mãe, também muito esperta – e referência genética para a inteligência do filho – lembrou que guardava uma em seu armário. Sua algema era bem específica, daquelas de fazer o coração acelerar: servia para entretenimento exclusivo dela com seu marido e era forrada por plumas rosas.

Foi, então, ao armário verificar a algema e retirar sua forragem, antes de entregá-la a seu filho. Não acostumada a fechar a porta do quarto e muito concentrada com a objetividade e prontidão de sua ideia, não percebeu que o pequeno Pedro vinha atrás. Ao olhar para a algema plumada, a resposta do pequeno foi ainda mais inusitada, ressignificando a utilidade do objeto: "Eba!, algemas de inverno!"

PRAIA MOLE, MOMENTOS DUROS

Seria um final de semana perfeito. Saí de Curitiba em direção à Floripa em um sábado de manhã, com a tarefa de apresentar a ilha da magia a um grande amigo que eu não encontrava há anos. Os 350 km de distância não seriam fáceis para meu carro, que, já velhinho, poderia me deixar na mão, ou melhor, no acostamento. Assim, naquele final de semana, combinei com o meu velho de ficar com seu carro: maior, mais novo e mais caro que o meu.

Nosso sábado foi muito legal, conhecemos muitos lugares novos, apesar do tempo instável: a simpática vila de Santo Antônio de Lisboa, onde almoçamos um belo peixe de mar (tão caro em terras curitibanas), a ostentadora região de Jurerê Internacional com a bela fortaleza de São José da Ponta Grossa ao fundo e que nos presenteou com um lindo pôr do sol em meio às nuvens. Como não poderia deixar de ser ao se reunirem dois jovens amigos, a nossa noite terminou bem tarde (ou talvez cedo, dependendo da perspectiva).

Previamente acertado era o amanhecer do domingo, seria de frente para o mar, apesar do frio do inverno – nada que uma boa jaqueta não resolvesse – e com direito a frescobol. Meu amigo havia comprado um jogo de raquetes só para aquela ocasião. E assim fomos. Após uma hora de sono para disfarçar o cansaço, acordamos e dirigimos por meia hora do centro da ilha ao leste. O destino: a junção da praia Mole com a praia da Galheta, dali o sol não teria como se esconder de nós!

Era cedo quando chegamos, seis e meia da manhã. Estacionamos o carro na beira da estrada que margeia a praia, tudo deserto, fomos os primeiros a chegar. O céu estava um pouco nublado enquanto andávamos em direção às pedras que delimitam a fronteira das praias, mas logo vimos que, no local da contemplação o sol não tardaria a se mostrar. O vento gelado soprava de tal forma que pudemos imaginar Moises abrindo aquele mar de nuvens. Tudo perfeito, o nascer do sol foi um verdadeiro espetáculo que recompensou nossa escolha em não permanecer dormindo no hotel.

Chegara, então, a hora do tão aguardado jogo de frescobol. Colocamos nossas coisas na areia; e aqui é importante ressaltar que escolhemos uma região seca sobre a qual nenhuma onda ainda havia passado, e suficientemente longe de novas ondas. Nossos pares de tênis, carteiras, chave do carro, celulares, jaquetas e mochila, todos dispostos sobre uma toalha de praia. Sem perder mais tempo, começamos a bater bola.

Nossa falta de sintonia no jogo combinou com a falta de sintonia do mar que – entre tantas ondas estáveis que quebravam longe das nossas coisas – nos enviou, de supetão, uma onda mais forte, que varreu nossos pertences tal qual um tsunami que leva tudo o que encontra em sua frente. Não pudemos fazer nada além de correr para secar as coisas mais urgentes: celulares, carteiras e a mochila. Naquele momento, nossa disposição para o jogo havia se afogado junto com nossos pertences, e resolvemos voltar para o hotel. Dois quilômetros até o carro e, cadê a chave? Procuramos na mochila (não havíamos colocado dentro dela?!, só podia estar lá), nos bolsos, nas jaquetas molhadas e nada! Conclusão óbvia: o mar havia levado a chave, e no mínimo teríamos que chamar meu pai para trazer, de Curitiba, a chave reserva.

Eu já estava lamentando minha própria vida por ter que fazer meu pai viajar até lá só para levar a chave reserva e, depois, retornarmos em dois carros para Curitiba (sendo, um deles, o meu carro velhinho, que ainda teria o risco de quebrar na viagem). Praguejava contra aquele maldito jogo quando pensamos em correr os dois quilômetros até o local do frescobol. Meu amigo foi na frente, eu não tinha preparo físico nem psicológico para correr rápido naquele momento. Fiz o trajeto rezando. Todos os santos, anjos ou demônios que nos ajudassem a achar a chave haveriam de ser bem recompensados.

Eis que, a despeito do tempo passado, de pessoas que por ali caminharam e nada viram e das ondas que sobre a areia avançaram, encontramos a chave parcialmente enterrada. Foi como achar uma agulha no palheiro: saíamos vitoriosos contra todas as probabilidades. No fim, escrevemos mais um capítulo marcante na história de nossa amizade e esquecemos – de propósito – as raquetes no hotel.

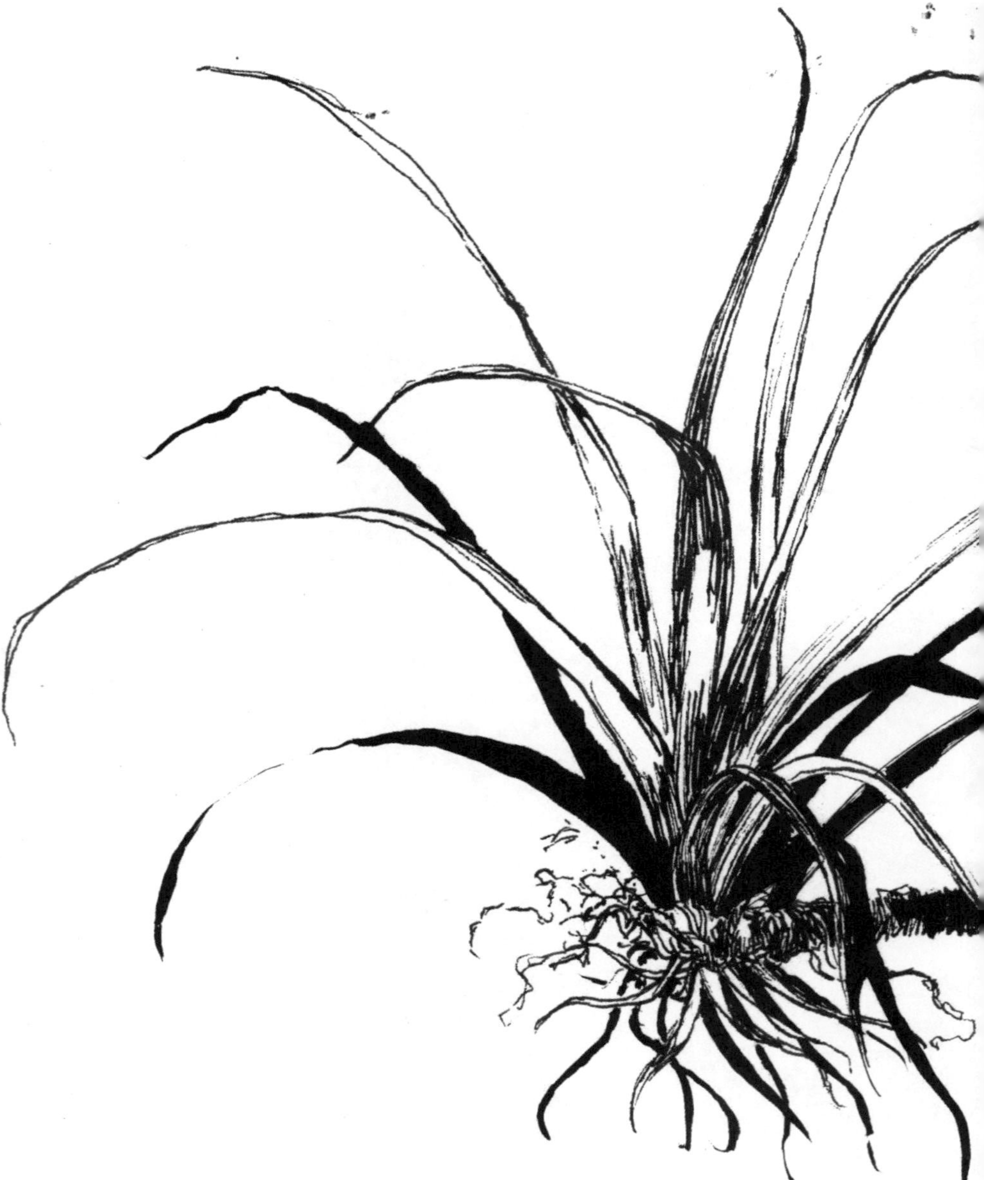

RONALDO PRADO

Agradeço a DEUS por tudo que me foi dado, gratuitamente, e dedico essas crônicas à minha família e, especialmente, aos meus pais, Joaquim e Camélia, pilares de minha ética.

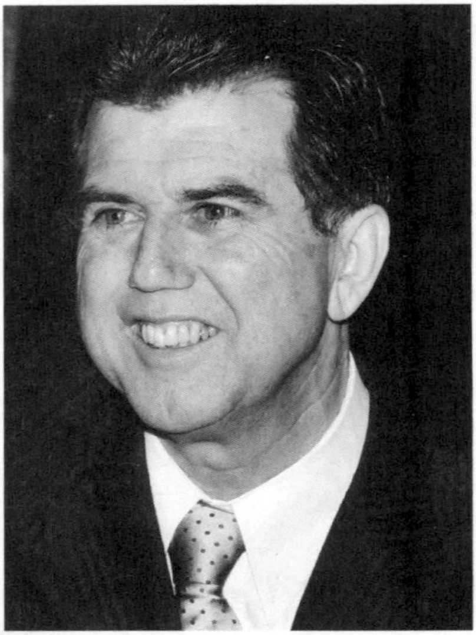

Ronaldo Prado *nasceu em Tupaciguara–MG. Graduado em Engenharia Elétrica e pós-graduado em Literatura Infantil e Juvenil e Contação de Histórias. Incentivado por sua esposa, Valéria Prado, participa com ela desde 2005 dos seus eventos ligados à Arte, Literatura e Contação de Histórias.*

LOJA DE ARMARINHOS

Sempre me intrigou esse nome, Loja de Armarinhos, de onde terá vindo?

Durante muito tempo, antes de visitar uma loja dessas eu imaginava que se tratasse de uma loja repleta de pequenos armários, de diferentes tamanhos, modelos e tipos de madeira.

Certo dia, finalmente, entrei em uma loja de armarinhos. Por alguns instantes, fiquei em um estado de choque, ou seria transe?

Eu precisei de alguns minutos para recompor a imagem que habitava minha mente e transpô-la para aquela imagem que estava ali, diante de meus olhos.

Comecei pela seção de tecidos, centenas de rolos, todos tão arrumadinhos, organizados por cores e estampas. Depois foi a parte das fitas coloridas, os retroses, os botões.

Numa parte mais alta, várias gavetas, todas com frente branca, da mesma forma, muito bem organizadas.

Queria alcançar as gavetas e abri-las, mas não consegui. O que será que havia lá dentro? - Ah! Eu precisava muito saber isso...

Não conseguindo meu intento, o jeito foi imaginar. Imaginei

muito... mas não adiantou.

Aproximei-me do gerente da loja para pedir-lhe socorro; sua expressão carrancuda me desestimulou na hora.

Admito que saí de lá meio triste.

Fui ao supermercado para comprar um queijinho para o café da manhã.

As gavetas e seu possível conteúdo permaneceram em minha mente...

Até hoje eu não sei o que havia dentro delas.

Há duas semanas, fiquei estarrecido com a notícia que li na Gazeta do Povo. Uma loja de armarinhos foi assolada por um terrível furacão; a foto, dava pena ver. Pano vermelho não ficou nenhum.

Corre pela cidade, à boca miúda, algo que não foi publicado no jornal; estão dizendo que havia um saci preso lá.

RÁDIO GALENA

Tenho muita admiração por José Prado, meu primo mais velho, filho da Tia Carmelita Um rapaz inteligente e sempre curioso pelas ciências.

Meu pai, o Sr. Joaquim, era colono e vivíamos do lavoro, palavra que originou lavoura. Autodidata, papai aprendeu o ofício de barbeiro e montou um modesto salão, no qual trabalhava aos sábados.

Minha mãe, a Dona Camélia, além de cuidar da casa e dos filhos, era professora em uma escola rural.

Foi nessas idas e vindas de Dona Camélia ao salão do Sr. Joaquim, que ele se apaixonou por aqueles lindos olhos azuis; e cá estou eu.

Foi o tio Jerônimo, pai do José Prado, quem nos ajudou a mudar da fazenda em Tupaciguara para Uberlândia, e conseguiu emprego para meu pai, em uma empresa cujo nome era Casas Alô Brasil.

Isso, há mais de cinquenta anos.

Certa vez, fui passear na casa do José Prado, e lá estava ele, trabalhando em uma de suas invenções, um pequeno aparelho, que ele mesmo construiu orientando-se pelo *Radio Amateur's Handbook*, um livro de 755 páginas, editado pela *American Radio*

Relay League.

Afinal, o que seria aquilo?

Um tubo de papelão medindo três polegadas em seu comprimento por uma polegada de diâmetro, envolto por exatas cento e uma espiras de fio de cobre, bitola 24AWG.

Uma das extremidades do fio de cobre estava conectada a um fio ainda mais longo que saía por um furinho feito ao lado da janela de vidro e subia pela parede externa até o topo da casa, percorrendo de um extremo a outro o telhado, funcionando assim como uma antena.

A outra extremidade do fio era ligada a uma haste enterrada, sendo esse fio passado por um outro furo na parede, disfarçado, abaixo do rodapé.

Meu DEUS! – Aquilo poderia funcionar como um verdadeiro para-raios!

Envolvendo a primeira espiral, havia uma segunda, com cinquenta espiras, ligada à mesma haste enterrada e a uma pedra de cristal de quartzo, denominada Cristal de Galena, em homenagem ao seu descobridor.

Finalmente, ligado ao curioso aparelho, estava um fone de ouvido.

José Prado colocou o par de fones em meu ouvido e me ensinou a fazer a sintonia, movendo levemente o fio que tocava o Cristal de Galena.

Eu, aquela criança de 7 anos de idade ouvi, surpreso, uma Rádio de Moscou que transmitia em espanhol em direção à capital peruana.

A voz distante e cavernosa do locutor, dizia: *escucha Lima.*

Tempos inocentes, aqueles...

Gosto de contar isso para a Katia e para a Débora. Seus lindos olhinhos brilham, como cristais.

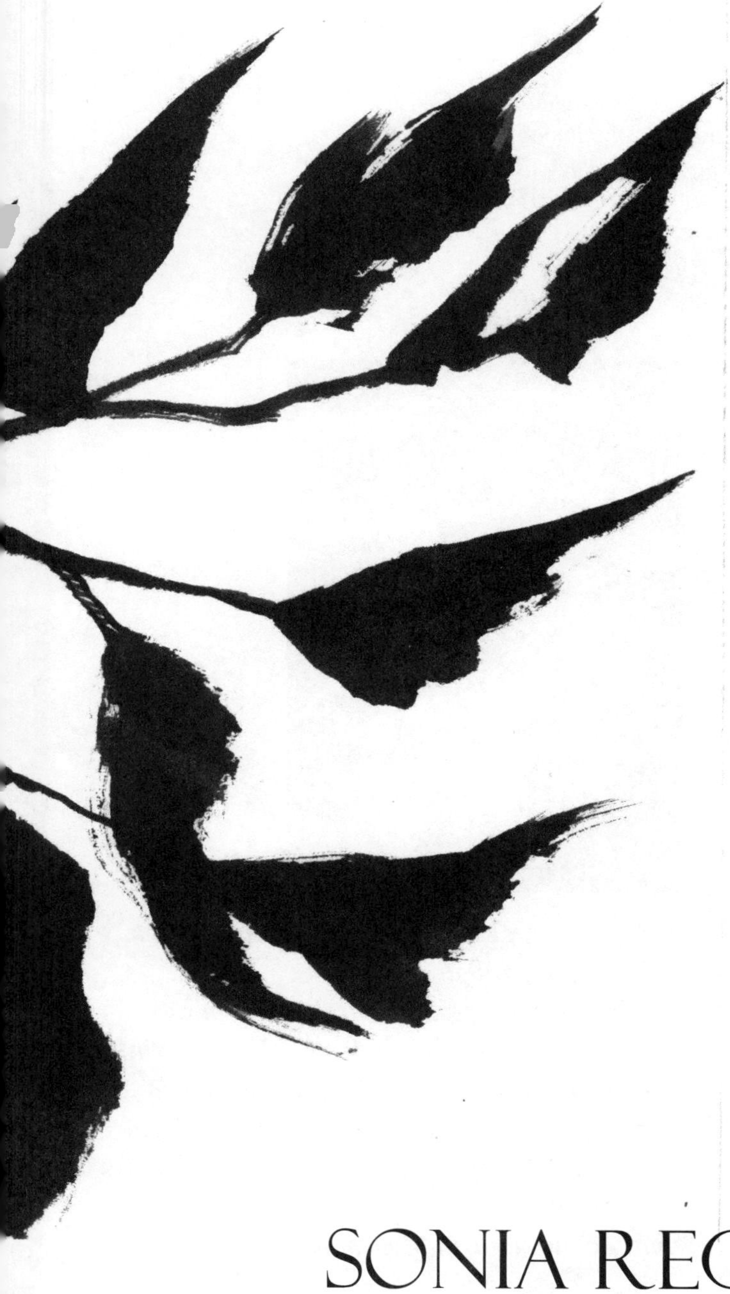

SONIA REGINA
BARZENSKI

À minha família, inspiração de vida e motivo maior da minha caminhada. Aos que transformam sonhos em vida. A você que sempre esteve ao meu lado.

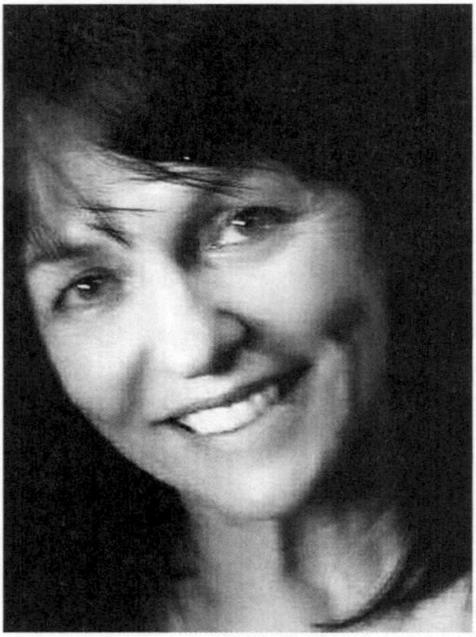

Sonia Regina Barzenski *é empresária, mãe, avó, amante, amiga e...! Organizada por paixão e profissão, viu nas crônicas uma oportunidade de sair da caixinha. Ou pelo menos bagunçar um pouco a caixa. Iniciou este grande desafio com determinação, sua marca. No meio do caminho quase desistiu, mas lembrou do termo "writer's block" e se sentiu o máximo, motivação pra seguir em frente. O resultado você pode conferir nas duas crônicas editadas, e quem sabe completar os três pontinhos ali do início!*

37

Afastei a cortina e vi minha filha atravessar a avenida até atingir a calçada oposta. Não lembro qual foi a última vez em que a observei assim, com um misto de saudosismo das inúmeras vezes em que pedi aos meus olhos que a seguissem e protegessem na minha ausência. Filhos estão sempre indo para algum lugar, parece que a nós resta ficar. Enfim, solto a cortina e recolho o olhar, não sem antes recapitular seus passos e – o que é aquilo?

Ajustei o foco sobre um par de chinelos na calçada exatamente em frente ao meu prédio. Não um par de chinelos qualquer, mas meu próprio par de chinelos de pano! Estavam eles ali, como os calçados ficam normalmente no chão, esperando que alguém os calce. Mas como assim? Joguei fora esses chinelos ontem, tenho certeza, e mesmo que não tivesse certeza, o que fariam eles ali fora?

Não fosse pela forma como o par estava simetricamente disposto, eu apostaria que tinha caído da caixa quando o gari jogou o saco de lixo no caminhão. Ou até foi isso mesmo que aconteceu e algum engraçadinho depois resolveu endireitar os dois pés. Sempre tenho um desses chinelos para usar em casa. São leves, confortáveis e descartáveis também. Porque fora de casa, não abro mão de um salto, seja alto ou nem tanto, fino ou grosso. Ah, deixa pra lá que preciso voltar ao trabalho. Aliás, calçando meus chinelos de pano novos. Ri da situação, aquele riso que quer nos convencer de que a maior parte das coisas que acontecem não tem a menor importância.

Uma ova. Não consegui dar sequência ao texto que estava escrevendo. Peguei uma sacola de supermercado e desci. Mas cadê o chinelo? Bom, alguém o recolheu e vai ver que não dá mais para usar. Cinco a seis meses é o tempo que levo para trocar essa peça. Diferente dos meus outros sapatos, que por serem bons e muitos duram bem mais. Mesmo assim, de quando em quando preciso me desfazer de alguns. Aliás, já que desencanei do texto, voltei para o apartamento disposta a separar os sapatos que não uso mais. Fiquei cansada de tanto abaixar e levantar. Três pares já não me serviam mais. Uma sandália preta linda estava com uma das fivelas pronta para arrebentar. Qualquer saída com ela e eu corria o risco de ficar descalça do pé direito. Outra que aposentei foi minha bota marrom de cano alto. Usei muito essa linda. Quando chegava nos lugares, nem precisava um tio do pavê fazer dizer – onde você estacionou o cavalo?, eu mesma me sentia uma amazona que acabara de descer da montaria. Pois ela também não estava em condições de doação, teria que ser mesmo descartada junto com o tênis e a sandália. Acondicionei o par de botas em sua própria caixa e a coloquei num saco de lixo reciclável. Por fim, me desfiz de um tênis que usava para caminhar. Quanto mais velho mais confortável, né? Nem sempre. O desgaste do solado pode entortar o pisar, e a gente só nota isso quando começa a ter dores nos pés. Tchau, meu amigo. E fui cuidar da vida.

Pulei da cama ainda escuro. Desci para comprar pão na padaria cara da quadra à direita de onde moro. O portão de saída do prédio é meio chatinho de abrir, e eu estava de novo pensando em falar com a síndica sobre isso quando me assustei com o que vi na calçada. No mesmo lugar em que ontem estava meu velho chinelo de pano, agora está meu tênis, aquele mesmo que descartei ontem junto com a sandália e a bota. Rapidamente, olhei para os dois lados da calçada, mas era só o tênis que estava lá. Olhei também para as janelas do meu prédio, para me certificar se não estava sendo vigiada, mas todos pareciam ainda dormir. Desisti de comprar o pão, hoje vou só de ovos. Recolhi os tênis e voltei para casa.

No dia seguinte, mesmo antes de tomar o café da manhã abri a cortina da janela. Lá estava a caixa das minhas botas! Nem esperei o prédio acordar, desci correndo, peguei a caixa e subi de volta. Já em casa, abri a caixa e não reconheci o par de botas que havia lá. Eram botas de outro modelo. E novas! Comecei a entender que aquilo era um presente. Sentei-me no sofá e provei o pé direito. A bota era um número menor que o meu. Uso dois números, depende do molde do calçado. Aquele par que descartei era 36, mas era um modelo mais arredondado, esse aqui, também 36 mas afunilado na ponta, ficou apertado. Achando já divertida a brincadeira, arrumei as botas de novo na caixa. Antes de levá-la ao mesmo lugar na calçada, escrevi na tampa: 37.

Dia difícil foi esse. Meu carro aqueceu demais, perdi um tempo danado esperando a temperatura baixar. Quando cheguei em casa, cansada, a olhadinha pela janela que já se tornara rotina revelou a presença de uma outra caixa. Desejei ter alguém que fosse até lá para mim, mas lá fui eu. De volta ao meu sofá, abri a caixa e encontrei a exata mesma bota de ontem, cor e modelo idênticos, só que no número 37. Calcei, ficou perfeita. Pensei: amanhã vamos sair juntas.

No dia seguinte, calcei o presente e fui à luta. Antes, passei na padaria para um café com pão e manteiga. A atendente me deu a comanda, li 8 reais e 50. No caixa, o rapaz que era o dono do estabelecimento e sempre me dava bom dia com um sorriso maior do que o necessário, olhou o papel e disse – 37. Eu peguei o papel da mão dele e falei, não, é 8 e 50. Ele então abriu a gaveta do caixa e tirou de lá a tampa. – Esse 37, e pelo visto era isso mesmo. Ah... sim, disse eu, com algumas pausas e um sorriso incerto. Sim, era 37, completei, e paguei os 8 e 50, pegando um doce qualquer para inteirar 10. Agradeci, e ele disse que era ele quem agradecia.

Nunca mais comprei pão para tomar café em casa. Passei a ir na padaria todas as manhãs. Nunca mais comprei sapatos. Nem fui mais buscar caixas de sapato na calçada. Elas agora eram entregues na minha porta.

CASAMENTO REAL

Irenilda sempre foi de dormir tarde, mas naquele dia em especial estava mais determinada ainda. Teve uma semana cansativa e queria relaxar um pouco esticando a noite assistindo a um filme cômico, afinal era sexta feira e no sábado ela poderia ficar na cama até o cu fazer bico. Assim, foi dormir lá pelas três da madruga.

Não bastasse isso, pensou ela, estamos em pleno inverno, e numa manhã particularmente invernal, com a temperatura provavelmente beirando os 5 graus, talvez 8. Ou talvez 12, que seja, o fato é que fazia frio e Irenilda não cogitava sair de debaixo dos cobertores para nada, menos ainda para conferir no termômetro da varanda qual era a temperatura exata naquele momento. Talvez 7, quem sabe 10, ou... ah, deixa isso pra lá, Irenilda!

Pensou que de nada adiantaria também permanecer acordada na cama brigando consigo mesma, era preciso pegar novamente no sono. Em mais um exercício de imaginação, tentou contar carneirinhos. Nunca fez isso antes, mas vai que dá certo? No mínimo, a ideia de abraçar um daqueles chumaços saltitantes de lã que começaram a surgir em sua mente já ajudava a aquecer mais seu corpo. Então, vamos lá: 1 carneirinho, 2 carneirinhos, 3 carneirinho, 4 carnei...Vrumm! Vrumm! Vrumm!!... ela ouviu de repente.

Todos os carneirinhos saíram voando de sua imaginação, assustados que ficaram com o barulho enorme e inesperado. Irenilda também só não voou para o teto porque não sabia. De qualquer forma, deu um pulo sobre o colchão. Meu Deus, não pode ser. Foi olhar o celular para ver que horas eram, pois ainda tinha sono suficiente para dormir muito mais: 7 e meia da manhã! Quem é o louco que está cortando grama a essa hora, em pleno sábado? Afff... Socorro, preciso dormir mais, muito mais, pensa ela, mas o barulho está impossível. Pensou em abrir a janela e xingar, mas abrir a janela nesse frio?? Ops, peraí! Num lampejo, Irenilda sorriu. Hoje tem o casamento na Inglaterra, príncipe Harry e Megan qualquer coisa, e logo serão Duque e Duquesa de Sussex! Num salto quase igual ao anterior saiu da cama e correu pra sala ligar a TV. Nunca gostou de TV no quarto e acabou de decidir que vai colocar uma no seu.

Tá um frio do demo, ela pensa. Na telinha, a comitiva de carros, um a um passando pelo povo fascinado. Conto de fadas ao vivo? A realeza convertida numa solenidade que uniu opostos, o antigo e o contemporâneo, a mistura de raças, o príncipe e a plebeia. Casamento lindo, pompas, protocolos, flores, música, chapéus, juras de amor, espiritualidade e tudo o mais. Ora, igualzinho a um casamento comum, conclui Irenilda, que continua concentrada na tela, vendo e ouvindo tudo. Quer dizer, ouvindo quase tudo, já que a roçadeira continua comendo grama lá fora. Sem problemas, aumentou o volume da TV.

Chegou a vez do coral cantar pro mundo todo ouvir *"Stand By Me"*. Ben King na capela de São Jorge - local de descanso eterno de reis e rainhas - no Castelo de Windsor, residência real.

"When the night has come
And the land is dark
And the moon is the only light we'll see

No I wont't be afraid
Just as long as you stand, stand by me"

"Quando a noite tiver chegado
E a terra estiver escura
E a lua for a única luz que veremos
Eu não vou ter medo
Desde que você fique, fique comigo"

A música trouxe a Irenilda a lembrança de um dia repleto de amor e cumplicidade. No coração, esse passado vez ou outra parece querer de novo causar seus sintomas de dor.

Lágrimas teimaram em rolar. É, esse não será um sábado como os outros.

Vrumm Vrumm Vrumm...

A grama do vizinho cresceu. Ela sempre cresce. Por que não deixam a grama crescer em paz?

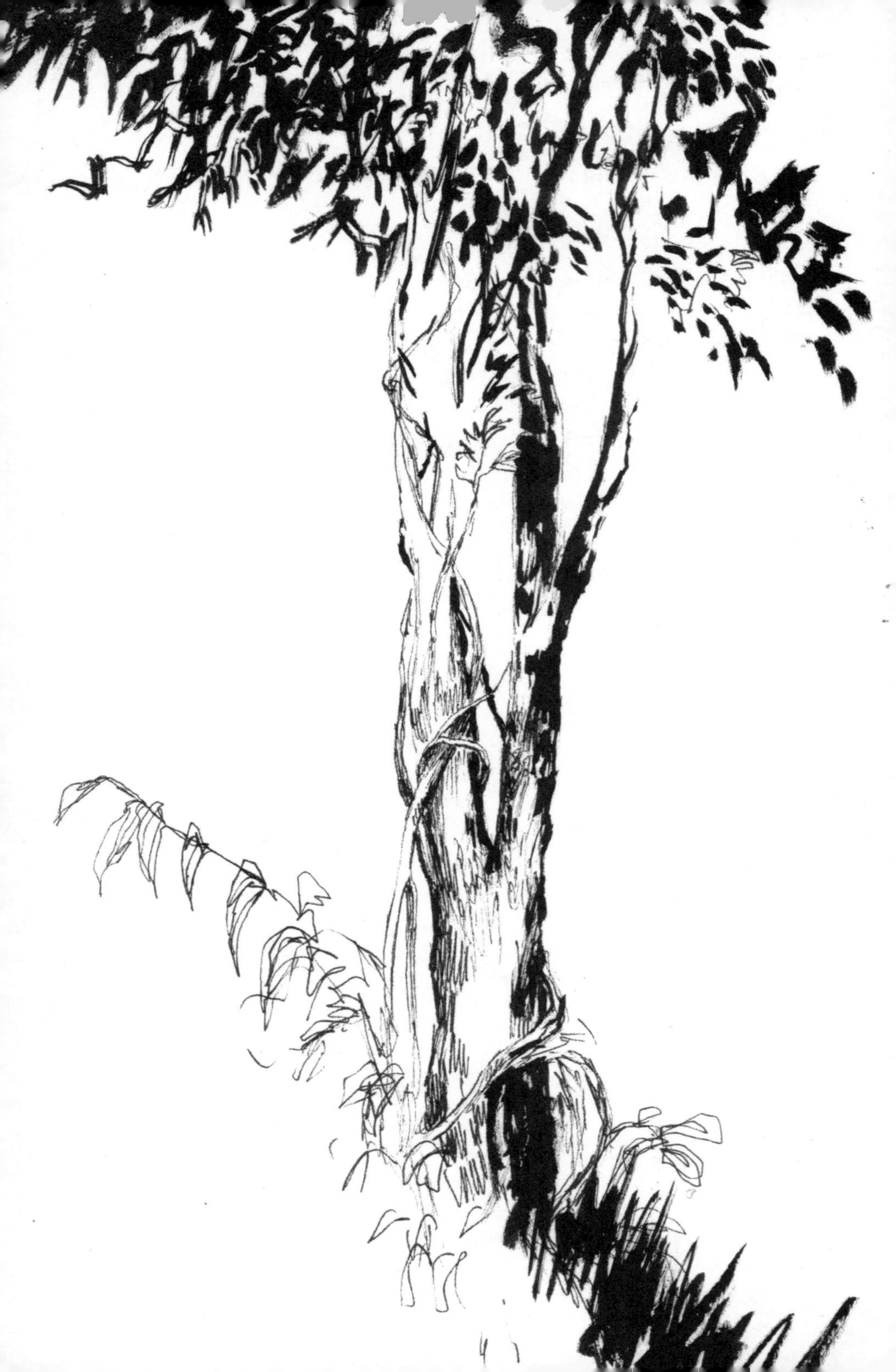

SUELEN NUNES

Agradeço primeiramente a Deus por me permitir viver este momento incrível e toda minha família e amigos que me apoiam incondicionalmente. Dedico esta crônica à memória da minha mãe, Irma Nunes, que descreveu em palavras num livro o quanto foi especial ser Mãe.

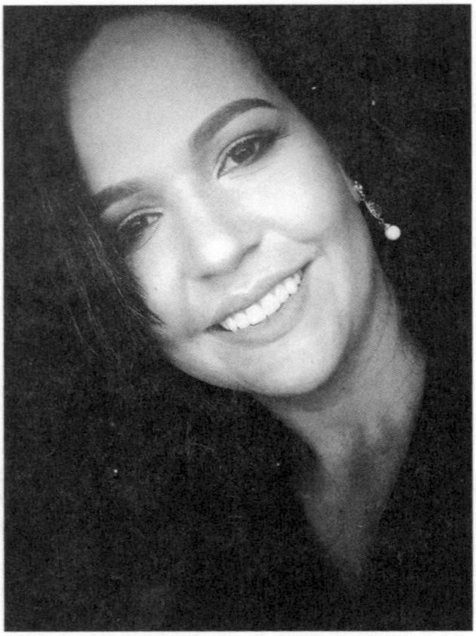

Suelen Nunes *nasceu em 1987 em Lages/SC, mas cresceu em Curitiba/ PR. É formada em Ciências Contábeis pela FAE Centro Universitário. Desde pequena viaja pelo mundo da Literatura, Poesia e Música de Boa Qualidade. Viajar é seu hobby preferido — seja dentro de um livro ou apreciando uma linda paisagem ao som de Shania Twain. Não dispensa uma boa conversa com os amigos em conjunto com uma deliciosa xícara de café. Descreve em palavras momentos inesquecíveis e, também, sonhos que almeja conquistar.*

CORAÇÕES ENTRELAÇADOS

A mãe natureza é divina em me proporcionar momentos inesquecíveis. Estávamos eu e meu marido Valderi apreciando aquele final de tarde lindo, um domingo na Serra. Ao som da correnteza da sanga e do canto dos pássaros, lembrei-me de uma poesia em forma de canção que toca fundo em minha alma, na voz inconfundível do Almir Sater:

"...Oh! Chalana sem querer, tu aumentas minha dor, nessas águas tão serenas, vais levando meu Amor..."

Ao recordar essa canção, com os olhos marejados voltei por um momento a sentir o gosto da infância, me vendo sentada ao lado daquela linda mulher que era minha mãe de coração, chamada Irma. Ela tinha olhos verdes e cabelos loiros. Gostava de música, pintura, artesanato e ensinava alemão para sua sobrinha Ismênia. Adorava escrever cartas e amava os animais. Saudades do tempo que ficávamos à noite ouvindo essa Canção que tocava sempre naquela cena da novela Pantanal. Ela me dizia:

— Filha, faz um cafuné.

Naquele instante presente, eu e meu marido compartilhamos um momento enorme de saudade de nossos pais, pois ele me diz em um tom de saudade:

— Quando eu era criança, meu pai Waldemar, sempre quando chegava do trabalho, pegava seu violão e cantava essa canção pra mim.

Ele começou a cantar pra mim algumas poucas estrofes e passei a imaginar aquele homem sábio e amável que foi meu sogro cantarolando pela casa, ou em volta do fogão à lenha, enquanto eu estava a 200 km de distância compartilhando essa nossa "Chalana" com um cafuné pra lá de gostoso com minha Mãe.

Abri aquele livro, que minha mãe decidiu escrever para registrar a sua emoção em viver o ato da Adoção. Pois como meu amigo poeta Bráulio Bessa diz:

— Pra dar à luz a um filho não é preciso gerar, é entender que o sangue nesse caso é indiferente, duvido o DNA dizer o que a gente sente. É gerar alguém na alma e não biologicamente, pois não tem biologia nem lógica pra explicar o amor de pai e mãe... o amor tem tanto brilho, que quem adota um filho, é adotado também.

Enfim, saudades do seu zelo, da sua mania de trocar palavras em alemão com a Oma, que só vocês duas entendiam. Sinto o cheiro do bolo de laranja, que só você sabia fazer ou então o bolinho de arroz... hum... qual era o segredo? Claro, que pergunta, uma pitada de Amor.

Seu amor incondicional me deu meus maiores tesouros: meu pai Orgel e meu Irmão Guilherme. Ao folhear aquelas páginas amareladas pelo tempo, me deparo com alguns registros como o quanto vibrava com a chegada do meu pai, ou então a felicidade em ter ganhado um irmãozinho lindo dos cabelos cachinhos de anjo, dos olhos verdes.

Esse livro é uma doce lembrança de toda felicidade que vivemos juntas desde o primeiro olhar. Nossos corações estarão para sempre entrelaçados porque olhando agora para essas colinas e verdes campos, tenho certeza que um dia não muito distante, ainda vou viver a emoção de sentar aqui nesta mesma terra, com meu anjinho nos meus braços, terra esta onde minha sogra Maria Emília afagava estes campos, nesta cidade que tem seu nome em tupi guarani, cujo significado é "árvore de pequenas folhas vermelhas". Estarei nesta "chalana", com meu livro de capa preta, que ainda tem poucas páginas em branco a esperar por você, essa doce criança que já amo incondicionalmente. Vou te contar essa estória, a começar bem assim:

"...Um dia muito feliz, inexplicável o dia do seu nascimento... Todos nós que te amamos fazemos uma imensa União que acho tão grande mamãe não conhecia..."

MEU PRESENTE SURPRESA

Estava na expectativa a semana toda, não via a hora de chegar final de semana para eu te conhecer. Sua mãe, a Garoa sempre encheu minha vida de alegria, desde que numa tarde fria de junho cheguei de viagem em casa, logo meu marido me disse:

- Tenho uma surpresa pra você: vá lá atrás do jardim e veja o que trouxe, quero que você cuide com carinho, é um animalzinho um pouco diferente do comum, mas engraçadinha daquele jeito duvido você resistir e não se apaixonar por ela....

Sinceramente foi uma ótima ideia, confesso que na hora cai na risada e disse:

— Uma cabrita? Quê isso? Está louco, eu saio de casa e você me apronta uma dessas? Só você mesmo.... e ainda pra acabar ela não podia perder ele de vista que se atracava a berrar desesperadamente... até hoje é assim.

Mas a Garoa tinha vindo com um brinde. Este teria o nome de Pipoquinha, pois pulava igual pipoca estourando na panela. Depois me presenteou com meu xodozinho: o Nescau. Só que agora era diferente, eu sabia que você ia vir bem branquinha, só não contava que vocês eram três: Lua, Sol e Estrela.

Mas minha felicidade durou pouco. Pois é, estava eu na sala de aula, analisando aquele livro, uma biografia de um músico completo, instrumentista, compositor e regente. Ao folhear várias fotografias de seu passado, desde a infância, me chamou a atenção aquela tela pintada por Candido Portinari, onde tinham vários meninos jogando bola naquela terra vermelha. Logo avisto dois animais bem familiares, ora pois podia ser o Sol e a Lua, mas naquele momento não senti alegria nenhuma em ver essa imagem, pois o meu Sol não aquece mais, nem tampouco a Lua inspira as noites naquela cidade.

Num ato de tentar desviar aquele pensamento, comecei a folhear mais rapidamente o livro do Pixinguinha, aquele músico que criou um gênero musical, que foi flautista a maior parte da vida, e quando achou que não tinha mais agilidade, adotou o saxofone, que tocou com muita destreza até o final da sua vida.

A procura de algo que me confortasse, derrepente me deparo com uma linda canção e não resisti, acabei cantando umas poucas palavras:

“ ...Meu coração não sei porque, bate feliz quando te vê, e os meus olhos ficam sorrindo e pelas ruas vão te seguindo, mas mesmo assim foges de mim...”

No final dessa aula mais uma vez tive certeza: nem sempre consigo aproveitar o Pôr-do-Sol como gostaria, ou lembrar-se de observar a Lua Cheia, mas quer saber, quem tem uma Estrela na vida tem tudo. Quem sabe não é uma Estrela Cadente? ... O nosso amor é raio luzente, Estrela Cadente...

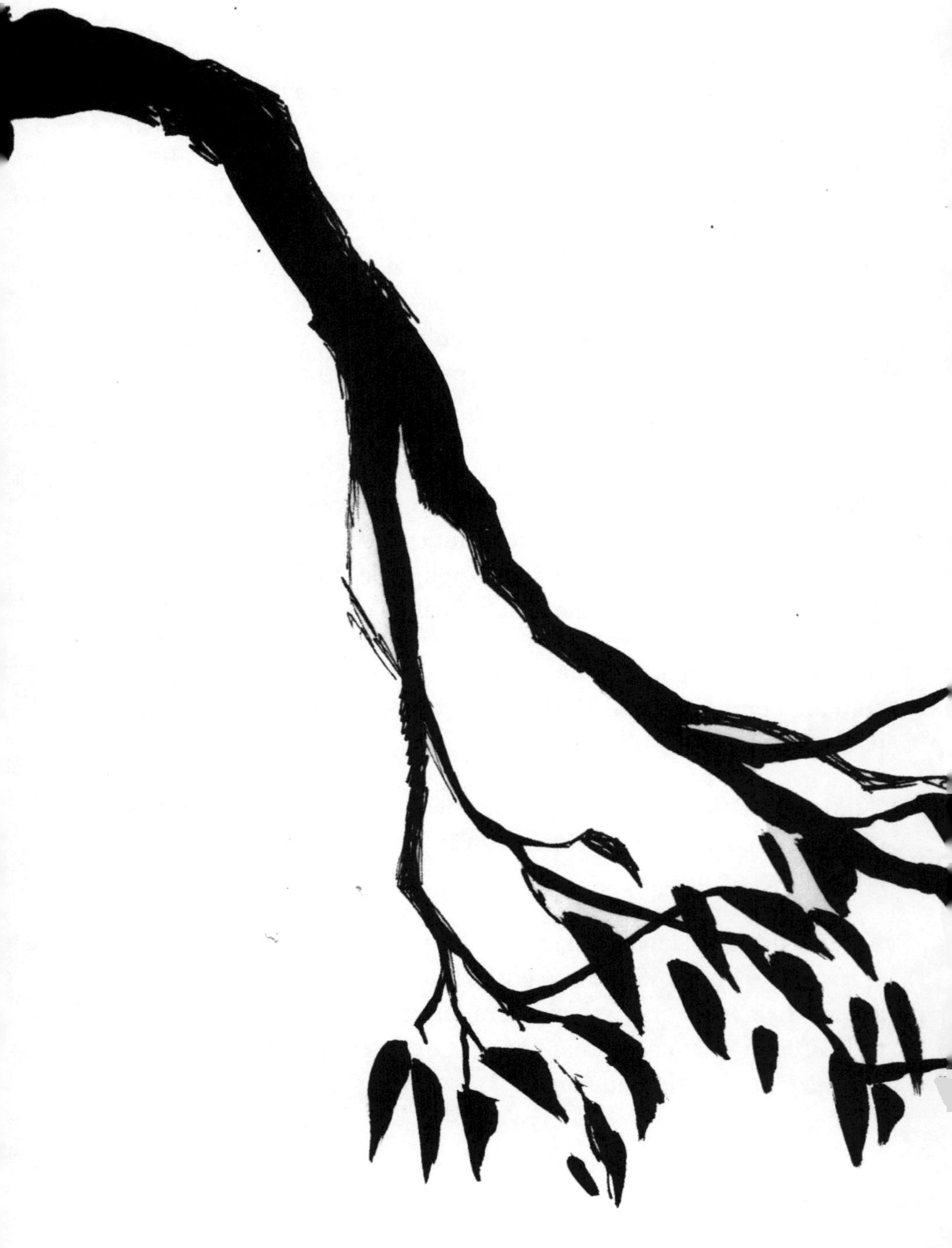

VALERIA
MUNDIM E
PRADO

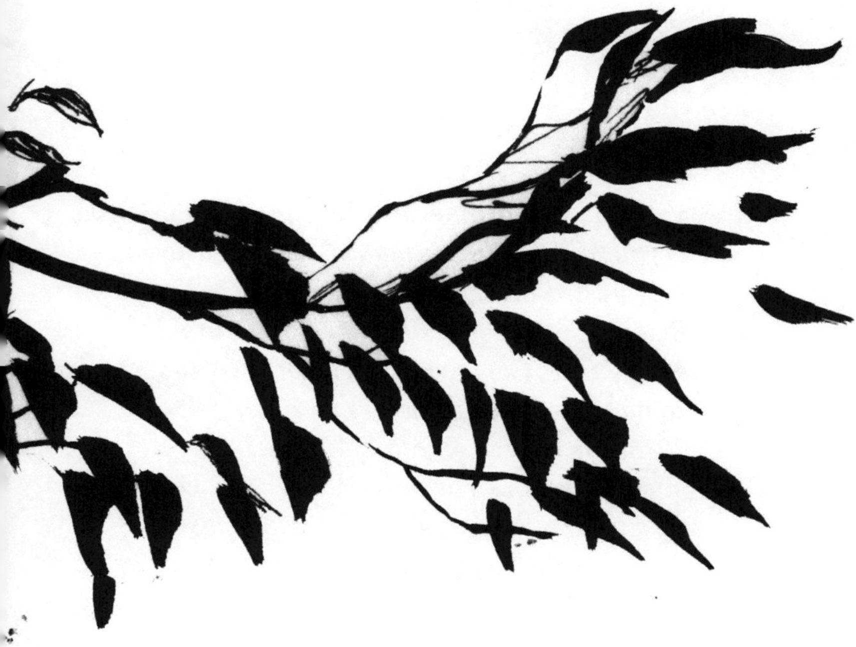

Agradeço a DEUS, que tudo me doa, incondicionalmente. Dedico essas crônicas à minha família e à minha mãe, Serafina Mundim Vieira, que, aos 99 anos de idade, permanece uma grande contadora de histórias e ama ler crônicas e declamar poesias, minha maior incentivadora.

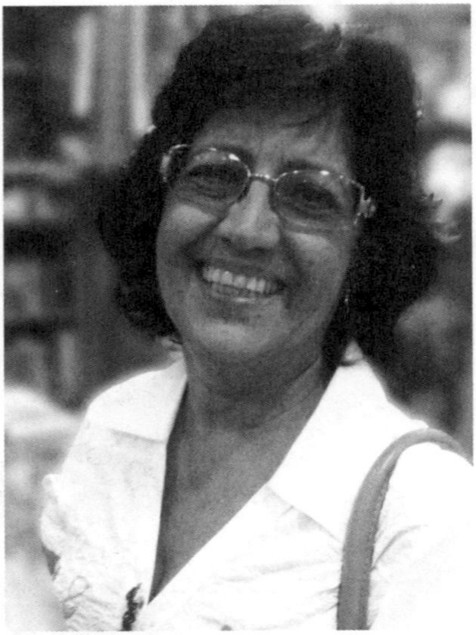

Valéria Mundim e Prado *nasceu em Lagoa Formosa-MG. Graduada em História e Administração, com especialização em Comércio Exterior e pós-graduada em Literatura Infantil e Juvenil e Contação de Histórias. Atua como contadora de histórias desde 2005. A partir de 2015, iniciou-se como escritora, tendo três livros já publicados: A História de Zaira, Os Dentinhos de Luiza e À Luz da Lamparina, histórias de antigamente. Ama contar e escrever histórias da vida e do cotidiano dos mineiros.*

BATATA-DOCE

Eu gosto e não gosto de batata-doce. Depende de como ela é preparada. Se é cozida, frita ou recheada, não me cai bem.

Mas, se a batata é assada em um fogão a lenha, no meio das brasas, não resisto. Ela fica crocante, seu gosto se modifica; o olfato, hum...

Não sei qual sentido fica mais aguçado, se é o tato, o paladar ou o olfato. Não há quem resista a estes estímulos.

Porém, desta batata-doce, nas brasas de um fogão a lenha, me restaram apenas as lembranças de infância, na casa de minha avó materna, numa enorme fazenda, cujos limites eram as serras, os rios, as matas e o horizonte. Meus olhos de criança brilhavam e rodopiavam, crepitando, em busca daquela que eu gostava tanto.

Hoje, a velha sede da fazenda, corroída pelo tempo, chora, em cada fresta, antigas dores e eternas lembranças.

Ah! Que saudades daquela batata-doce recém-saída das brasas, que me regalou nas noites frias de inverno, preparada com carinho pela Piedade, nossa mãe preta, que as levava em uma bandeja à mesa do café da manhã, cantarolando:

— Qual é o doce que é mais doce?

— É o doce da batata-doce!

Vó Ica, com sua voz suave e carinhosa, cantava também, e saía lá de dentro da cozinha, em direção aos quartos onde dormíamos.

Depois, falando um pouco mais alto chamava os netos adorados:

— Meninos, levantem! Já está amanhecendo e o café está servido!

Nesta hora cantos e burburinhos se misturavam, numa grande algazarra. Crianças correndo, cantando, batendo palmas de alegria, davam um ar de festa, do enorme corredor dos quartos à cozinha, onde lá encontravam a deliciosa e cheirosa batata-doce ao lado de outros tantos quitutes matinais.

Vô Benço, voltando do curral com o leite fresquinho, completava a festa, ao mesmo tempo que pedia calma, dizendo: nada sumirá da mesa, meninos, antes que todos vocês se saciem com os regalos, preparados pelas duas queridas e amadas senhoras.

Nós, claro, ficávamos quietinhos e saboreávamos com gosto tudo ali que nos fora servido com amor.

Vô Benço, Vó Ica e Piedade também se deliciavam de nossas batatas doces assadas nas brasa de um fogão a lenha.

Era festa, muita festa.

Minha batata-doce... crepitando entre as brasas...

Que delícia!

Que aroma!

MARCOS E MANUELA

Bem no início do século XXI, Marcos e Manuela casaram-se e viviam felizes na Capital das Alterosas[1].

Lá trabalhavam em empresas diferentes e a correria do dia a dia os levava a se prepararem com ansiedade para as férias, quando poderiam descansar em lugares que lhes eram bem agradáveis.

Mas bastava um dizer: "Nossas férias estão chegando; para onde vamos?, que se iniciava uma calorosa discussão, até chegar o momento em que percebiam que o melhor seria dar uma pausa.

Recolhiam-se para locais diferentes do apartamento, e cada um se perdia em devaneios.

Minutos depois, voltavam ao assunto férias. Marcos dizia:

— Então, Manuela, você tem alguma sugestão de local para passarmos as férias?

Ela calmamente se voltava para o marido e dizia:

— Não sei, mas onde você escolher, irei com gosto.

Outra discussão...

Nesses momentos, davam boas risadas e começavam a recordar os diálogos das viagens anteriores:

— Assim você não ajuda, meu bem!

— Como assim? — Não o ajudo, sendo a sua copiloto?

— Ora, enquanto eu dirijo, você parece querer me distrair o tempo todo. Saiba que isso me deixa nervoso. Com o GPS, então...

— Amor, vamos virar à esquerda logo ali.

— Tem certeza, querida?

— Sim, respondia Manuela, apontando para a direita, e insistia:

— Vá para à direita rápido, senão não você consegue virar à esquerda logo ali na frente.

E a viagem começava a ficar tensa.

Marcos toma o GPS, muito bravo, e diz:

- Manuela, é para a direita que eu tenho que virar ou é para a esquerda? Pode deixar que eu mesmo me oriento.

Mas, já fora tarde; a estrada ficou para trás e o GPS começava a indicar outra rota.

Bem distante do caminho certo, Marcos não conseguia conter o nervosismo:

— Por favor, Manuela, tenha mais atenção. Tente acertar.

E continuou:

— Observar a paisagem é divertido, mas em alguns momentos precisamos ficar atentos ao percurso, senão a viagem fica mais demorada e nos cansamos desnecessariamente.

Manuela, percebendo o que disse e o que indicou com as mãos, cai na gargalhada.

Marcos ama o sorriso de Manuela, mas quando ela dá aquela gargalhada...

Apesar de muito diferentes um do outro, permanecem casados e vivem felizes.

A escolha do local das férias e o percurso da viagem continuam sendo motivos para uma boa discussão. Nem com os modernos GPS incorporados aos smartphones, a coisa não resolve.

Marcos e Manuela não conseguem se entender no trânsito. Mas, nunca viajam separados...

De Itabira trouxe prendas diversas que ora te ofereço:
este São Benedito do velho santeiro Alfredo Duval;
este couro de anta, estendido no sofá da sala de visitas;
este orgulho, esta cabeça baixa...

Carlos Drummond de Andrade

1 Minas Gerais é chamada a Terra das Alterosas, pois está localizada em uma região de altas montanhas e muita vegetação.

www.editorainverso.com.br
facebook.com/editorainverso
@editorainverso
(+55 41) 3254-1616 e 3538-8001